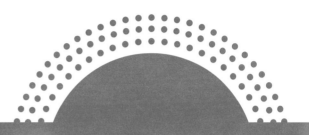

編集 **日本腎臓学会**

患者さんとご家族のための

CKD療養ガイド
2024

東京医学社

「患者さんとご家族のためのCKD療養ガイド2024」の刊行に寄せて

　日々，慢性腎臓病（CKD）と向き合っておられる患者さんとそのご家族のために，今回CKD療養ガイドを6年ぶりに改訂いたしました。

　CKDは治りにくい病気という印象をおもちかもしれませんが，過去数十年にわたって，医師や研究者はCKDの原因，病気の仕組みを解明するために，たゆまず懸命な努力を続けてきました。その結果，CKD診療は飛躍的に進歩し，適切な治療を行うことでその進行をかなりの程度まで遅くすることが可能になっています。あるものは「治る」ことさえ期待できるようになりました。

　CKDは薬による治療に加え，適切な食事・飲水，体重の管理，運動や安静，睡眠など，日々の過ごし方が重要な意味をもちます。医師，看護師，薬剤師，管理栄養士，腎臓病療養指導士などからさまざまな注意についてお話をうかがっていると思います。しかし，限られた時間のなかですべてを理解することは難しいと思います。本ガイドはそれを補うために作りました。

皆様とともにCKDを克服することが私ども一同の共通した願いであり，本ガイド作成の出発点です。今回の改訂にあたり献身的に貢献してくださった日本腎臓学会の委員の皆様および事務局の皆様，特にCKD診療ガイドライン改訂委員会の丸山彰一委員長と事務局の小杉智規先生に深く感謝申しあげます。

　今回の改訂に際しては，多くの学会の先生方にご協力いただきました。この場をかりて，日本糖尿病学会，日本高血圧学会，日本循環器学会，日本心不全学会，日本動脈硬化学会，日本痛風・尿酸核酸学会，日本泌尿器科学会，日本腎臓リハビリテーション学会，日本呼吸器学会，日本肥満学会，日本栄養士会，日本臨床栄養学会，日本病態栄養学会，日本透析医学会，日本骨粗鬆症学会，日本腎臓病薬物療法学会，日本臨床薬理学会，日本小児腎臓病学会，日本老年医学会，日本移植学会，日本医師会に深謝いたします。

　CKD対策は実を結びつつあり，患者さんの予後は着実に改善しています。本ガイドが，皆様のかけがえのない日々を過ごすことの一助となるよう，心より祈念しております。

一般社団法人日本腎臓学会　理事長

南学 正臣

「患者さんとご家族のための**CKD療養ガイド2024**」 目的と使い方

　慢性腎臓病（CKD）とは，何らかの腎障害が３か月以上続く病気です。CKDはおもに３つの点で注目されています。第1に，CKDは危険な病気であることです。CKDは進行すると腎不全に至り，透析や腎移植が必要になります。また，軽度のCKDでも心臓病や脳卒中のリスクを高め，死亡リスクを増加させます。第2に，CKDはありふれた病気であることです。日本では約2,000万人がCKD患者，成人の５人に１人がCKDであるといわれています。第3に，CKDは治療可能な病気であることです。食事や運動などの生活習慣を少し変えることで，腎臓を守ることが可能です。また，適切な薬を内服することも腎臓を守るのに役立ちます。

　世界中でCKDに対する研究が精力的に行われ，腎臓を守るための方法がわかってきました。最近では新しい薬も出てきて

います。担当医の先生は薬を処方し，薬剤師さんは薬を飲む
うえでの注意点を説明し，看護師さんや管理栄養士さんは生
活上の工夫や腎臓を守る食事について説明します。しかし，
CKDの進行をおさえるためには，担当医の先生やスタッフの
努力だけでは足りません。薬を内服したり，運動したり，生
活習慣を変えたりすることは患者さんご自身の役割ですし，
食事に注意するのも患者さんとそのご家族の役割です。腎臓
を守るための治療は，担当医の先生やスタッフと患者さんや
ご家族との共同作業になります。

　日本腎臓学会は，担当医の先生やスタッフがCKD患者さん
を適切に診療するための手助けとなるよう，定期的にCKD診
療ガイドラインやガイドを更新しています。今回，日本腎臓
学会は，患者さんがご家族とともにCKDに前向きに取り組む

ための手助けとなるよう「患者さんとご家族のためのCKD療養ガイド2024」を作りました。これは「患者さんとご家族のためのCKD療養ガイド2018」を改訂し，新しい情報を加えたものです。

　「患者さんとご家族のためのCKD療養ガイド2024」は「エビデンスに基づくCKD診療ガイドライン2023」と「CKD診療ガイド2024」を作成した同じメンバーによって作られました。本ガイドは，適切な治療を患者さんがスムーズに受け入れられるよう，また無理なく取り組めるように，患者さんの視点からわかりやすく説明することを心がけました。病院やクリニックでは時間が限られていて十分に説明できない重要なポイントにも触れています。しかし，本ガイドはCKD診療のすべてを説明しているわけではありません。また，読んで

もよくわからない部分もあるかと思います。そんなときは遠慮なく担当医の先生やスタッフに質問してください。きっと、わかりやすく説明していただけると思います。

　本ガイドは、日本腎臓学会が多くの関係する方々の声を聞きながら、心を込めてていねいに作りました。CKDの進行をおさえ、健康な生活をサポートするために、ぜひ活用してください。本ガイドが、CKD患者さんが前向きに治療に取り組み、より元気に長生きするための手助けとなることを心から願っています。

日本腎臓学会　CKD診療ガイドライン改訂委員会委員長

丸山 彰一

患者さんとご家族のためのCKD療養ガイド2024　目次

第1章

慢性腎臓病（CKD）

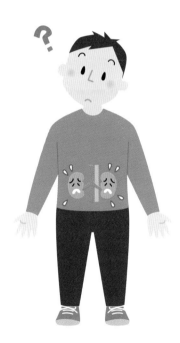

1. 腎臓の構造と機能

　腎臓は血液を濾過して，老廃物や体に不要な水分や塩分などを尿として体外へ排泄し，体に必要なものを体内にとどめることで，体の中の環境を維持する重要な役割を担っています。腎臓は，そらまめのような形をした握りこぶしくらいの大きさの臓器で，腰のあたりに左右2個あります。成人の腎臓1個の重さは約130 ～ 160 gです。腹部の大動脈から枝分かれした腎動脈は腎臓に入り，さらに細かな血管へと分かれて腎臓の中にある糸球体（図）へと血液が流れます。糸球体はたくさんの細い血管が集まってできています。糸球体は1つの腎臓の中に約100万個あり，そこで血

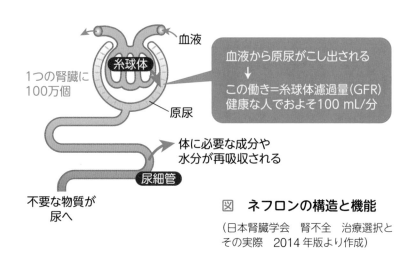

血液

糸球体

1つの腎臓に
100万個

原尿

血液から原尿がこし出される
↓
この働き＝糸球体濾過量（GFR）
健康な人でおよそ100 mL/分

体に必要な成分や
水分が再吸収される

尿細管

不要な物質が
尿へ

図　ネフロンの構造と機能

（日本腎臓学会　腎不全　治療選択と
その実際　2014年版より作成）

液が濾過され，尿のもと（原尿）ができます。原尿をつくる働きを糸球体濾過といい，その量を糸球体濾過量（glomerular filtration rate：GFR）と呼びます。健康な人のGFRはおよそ100 mL/分ですから，原尿は1日あたり百数十リットルつくられます。原尿はそのあとに尿細管（図）を流れ，その間に体に必要な栄養素やミネラル，水分などが再吸収され，不要な物質は尿中へと分泌されます。

　腎臓は老廃物と余分な水分や塩分などを尿として体外へ排泄することで，体の中の水分量やナトリウムやカリウムなどの電解質，体の酸性・アルカリ性の調節を行い，体内が常に最適な環境となるように維持しています。腎臓はレニンという血圧を上げるホルモンを分泌したり，体の中の塩分や水分量を調節することで血圧をコントロールします。また，腎臓には酸素濃度を感知するセンサーがあり，貧血で酸素の供給が減るとエリスロポエチンというホルモンを分泌することで，赤血球をつくる司令塔として働いています。さらに，腎臓はビタミンDを体内で働くように活性化し，カルシウムやリンの吸収や排泄を調節することなどにより，骨を健康に保つ働きがあります。このため，腎機能が低下すると，むくむ，カリウムが高くなる，体が酸性になる，高血圧になる，貧血になる，骨がもろくなるなどのさまざまな問題が生じますが，食事療法やおくすりなどで

治療できます。さらに，腎機能が低下してGFRが10 mL/分/1.73 m²未満になると，食事療法やおくすりなどでは治療が難しくなり，透析や腎移植が必要になります。

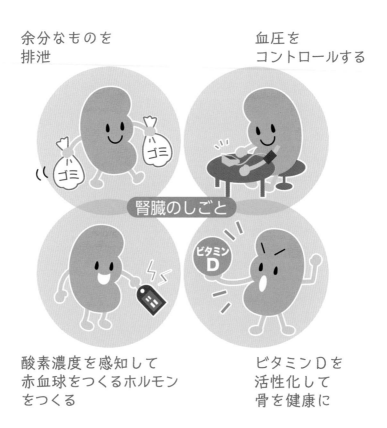

余分なものを
排泄

血圧を
コントロールする

腎臓のしごと

酸素濃度を感知して
赤血球をつくるホルモン
をつくる

ビタミンDを
活性化して
骨を健康に

2. **CKD**とは？

　慢性腎臓病（chronic kidney disease：CKD）とは，病院や健康診断などで行われる尿や血液，腹部超音波やCTなどの検査で腎臓に異常を認め，その異常が少なくとも3か月以上（慢性的に）続けて認められることで診断される病気です。糖尿病や高血圧，糸球体腎炎や遺伝などのさまざまな原因でCKDが起こります。CKD患者さんは，透析や腎移植が必要になる末期腎不全，心筋梗塞や脳卒中などの心臓や血管の病気，死亡のリスクが高いことがわかっています。そして，これらのリスクは腎臓の働きが低いほど，またたんぱく尿が多いほど高くなるため，この2つの項目からCKDの重症度が判断できます（表）。

　腎臓の働きは，一般的にはクレアチニンという血液中の老廃物の濃度で調べます。そして，血液中のクレアチニン濃度と年齢，性別を用いて推算GFR（eGFR）を計算して，腎臓の働きを評価します。血液中のクレアチニン濃度が高いほど，またeGFRが低いほど，腎臓の働きが低いと診断されます。健康な人であればeGFRはおよそ100 mL/分/1.73 m^{2}ですので，eGFRが60 mL/分/1.73 m^{2}の場合は，腎臓の働きが健康な人のおよそ60%に低下していると考えられます。

表　**CKD の重症度分類**

（日本腎臓学会：CKD 診療ガイドライン 2023 より改変して転載）

原疾患		たんぱく尿区分	A1	A2	A3
糖尿病関連腎臓病		尿アルブミン定量 (mg/ 日)	正常	微量 アルブミン尿	顕性 アルブミン尿
		尿アルブミン /Cr 比 (mg/gCr)	30 未満	30 〜 299	300 以上
高血圧性腎硬化症 腎炎 多発性嚢胞腎 移植腎 不明 その他		尿たんぱく定量 (g/ 日)	正常	軽度蛋白尿	高度蛋白尿
		尿たんぱく/Cr 比 (g/gCr)	0.15 未満	0.15 〜 0.49	0.50 以上
GFR 区分 (mL/分 /1.73 m²)	G1	≧ 90			
	G2	60 〜 89			
	G3a	45 〜 59			
	G3b	30 〜 44			
	G4	15 〜 29			
	G5	< 15			

　　上に CKD の重症度の表を示します。eGFR の数値とたん
ぱく尿の値で分けられていて，枠の色が緑，黄，オレンジ，
赤になるほど重症であることを示しています。糖尿病の人
は，たんぱく尿のかわりにアルブミン尿を測ります。ご自
分の eGFR とたんぱく尿（またはアルブミン尿）の値をもと
に，どの枠に相当するのか調べてみましょう。よくわから
ない場合には，担当医の先生に聞いてみてください。赤に
近いほど重症ですから，担当医の先生の指導に従って，
しっかりと治療に取り組みましょう。

3. 尿検査でたんぱく尿や血尿が陽性だったら？

　尿検査でたんぱく尿が陽性の場合は，腎臓に何らかの病気があることが疑われます。たんぱく尿は，糸球体腎炎などの腎臓の病気で陽性になります。また，糖尿病や高血圧などの生活習慣病，肥満，メタボリックシンドロームなどがあって，それらの病気によって腎臓に負担がかかりすぎると，たんぱく尿が陽性になります。たんぱく尿があっても，ほとんどの場合は自覚症状がないのですが，放置すると腎機能が低下して透析や腎移植が必要な末期腎不全になってしまう危険があります。さらに，尿たんぱくが陽性

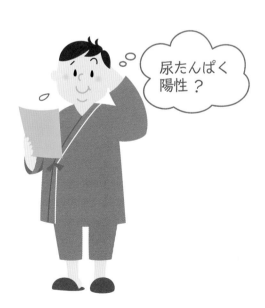

尿たんぱく
陽性？

の人は，陰性の人と比べて心筋梗塞や脳卒中などの心臓や血管の病気，死亡のリスクが高いことがわかっています。そして，これらのリスクはたんぱく尿が多いほど，高くなります。

血尿（尿潜血）が陽性の人は，糸球体腎炎などの病気が疑われますし，腎結石，腎臓や膀胱のがんなど，泌尿器の病気がかくれている場合もあります。

健康診断で尿検査に異常があり，受診するよう指導された場合は，きちんと診療所や病院を受診してください。すでに診療所や病院で治療されている場合は，きちんと治療を続けてください。腎臓病が重症であれば専門医への受診が必要になるので，担当医の先生の指示に従って専門の病院を受診してください。

同じ年齢・性別でも，eGFR が低いと
さまざまなリスクが……

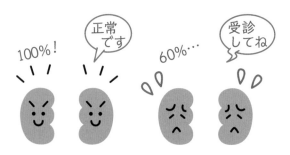

4. 腎臓の働きが低下していると指摘されたら？

　健康診断や病院では，血液検査でクレアチニンというたんぱく質の濃度を測定し，さらに年齢と性別からeGFRを計算して，腎臓の働きを評価します。eGFRが低いほど腎臓の働きが低いと診断され，その値は腎臓の働きが「正常に比べておよそ何％か」を表しています。

　腎臓の働きは加齢とともに少しずつ低下していきますから，高齢になると腎臓の働きが低くなります。しかし，加齢に伴う程度以上に腎臓の働きが低下して，正常に比べて60％未満にまで腎臓の働きが低下している人は，正常の人と比べて，透析や腎移植が必要になる末期腎不全，心筋梗塞や脳卒中などの心臓や血管の病気，死亡のリスクが高くなります。そして，腎臓の働きが低いほどそのリスクは高くなります。

　健康診断で腎臓の働きが低下しているため，受診するよう指導された場合は，きちんと診療所や病院を受診してください。すでに診療所や病院で治療されている場合は，きちんと治療を続けてください。腎臓病が重症であれば専門医への受診が必要になるので，担当医の先生の指示に従って専門の病院を受診してください。

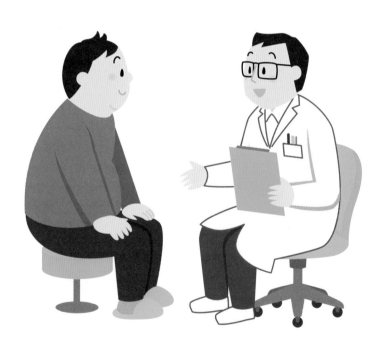

第2章

CKDと生活習慣

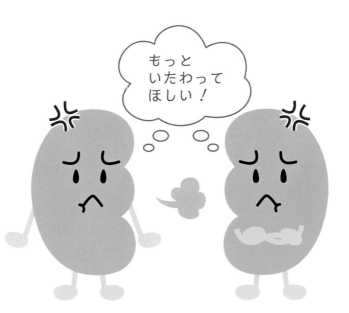

1. 喫煙はCKDを悪化させますか？

　喫煙者は慢性肺疾患をきたし，がんや心臓病，脳卒中にかかりやすいことが知られています。さらに，喫煙するCKD患者さんは喫煙しない患者さんに比べてCKDが悪化して透析が必要になりやすくなります。ぜひ，禁煙しましょう。自力での禁煙が難しい場合は，禁煙外来などの活用も有効な方法です。

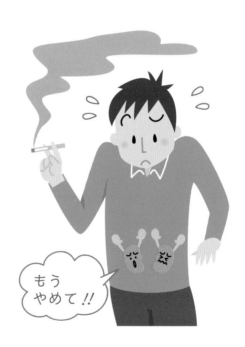

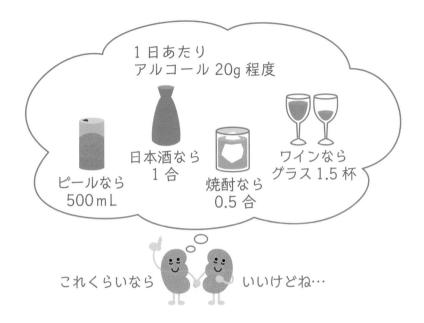

2. 飲酒は **CKD** を悪化させますか？

　一般的に適度な飲酒量の目安は，1 日あたりアルコール 20 g 程度 (ビール 500 mL，日本酒 1 合，焼酎 0.5 合，ワイングラス 1.5 杯) で，女性や 65 歳以上の高齢者はより少ない量とされています。過度な飲酒は肝臓病をきたし，がんや心臓病，脳卒中などにかかりやすくなります。CKD 患者さんにとっても適度な飲酒量を超えないようにしましょう。

3. 水分はどのくらいとればよいですか？

むくみや重篤な心臓病がない場合は，過度な水分制限は不要です。脱水にならないよう適度な水分摂取を心がけてください。飲水量を必要以上に増やして飲む必要はありません。

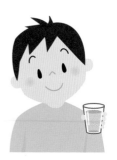

4. 睡眠時間はどのくらい必要ですか？

睡眠時間が不足する，あるいは過剰に長くなると心臓病や透析になるリスクが高くなります。適切な睡眠時間を確保しましょう。

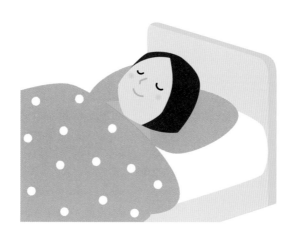

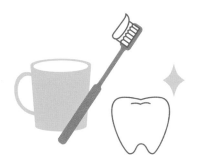

5．口腔ケアは**CKD**に影響を及ぼしますか？

　口の中が不衛生だと噛む力や飲み込む力が低下します。これは，CKD患者さんではとくに多くみられます。いつまでも自分の歯でおいしく元気に食べられるように，歯みがきやうがいなど，お口のケアを習慣にするとともに，かかりつけの歯科医をもって歯石除去やクリーニングを行い，歯をたいせつにしましょう。

6．便秘は**CKD**を悪化させますか？

　CKD患者さんは便秘になりやすく，便秘でCKDがさらに悪化する可能性があります。便秘でお困りの場合は，担当医の先生に相談してみましょう。

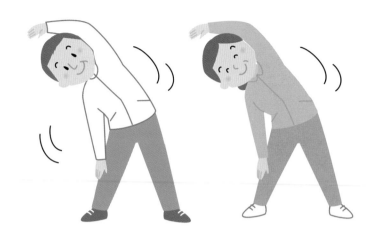

7. 運動はCKDにどのような影響を及ぼしますか？

　　CKD患者さんにとって適度な運動はたんぱく尿を増加させることがなく，腎機能を維持しやすいことがわかってきました。どのくらいまでの運動が可能か担当医の先生に相談してみましょう。

8. CKD患者はワクチン接種を受けるべきですか？

　　CKD患者さんは，肺炎などの感染症にかかりやすく，また重症化しやすいことがわかっています。必要に応じて各種ワクチンを接種しましょう。

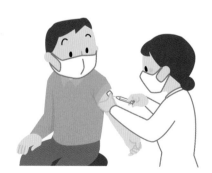

9. 多職種によるチーム医療とはどんな内容ですか？

　医師の診療のほかに，看護師，管理栄養士，薬剤師など，さまざまな医療従事者がそれぞれの専門を活かした視点から療養を支援する医療のことです。多職種によるチーム医療により腎機能の低下速度をおさえることが可能になってきています。担当医の先生だけでなく，外来で会う看護師さん，調剤薬局の薬剤師さん，栄養相談時の管理栄養士さんなど，みんなで相談にのってくれますので気軽に声をかけてみましょう。

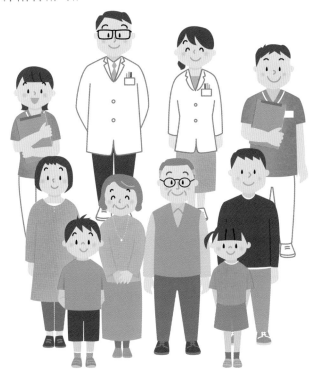

第3章

CKDと食事

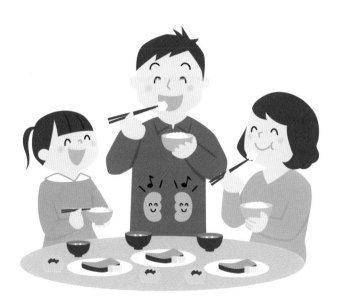

1. 腎臓に良い食べ物，悪い食べ物

　CKD患者さんやご家族から「腎臓に良い食べ物はありますか？」「食べてはいけないものはありますか？」ということをよく聞かれます。サプリメントも含めて絶対に良いものや絶対に悪いものはありませんが，現在の食事内容がかたよっていて，それらに含まれる成分が多すぎたり，少なすぎたりすることがあります。それが，CKDや糖尿病，高血圧に関係していることもありますので，現在の食事の内容について，担当医の先生や管理栄養士さんに確認してもらいましょう。腎機能によってはサプリメントや健康食品が使えない場合もありますので，成分表を入手したうえで担当医の先生に相談してください。

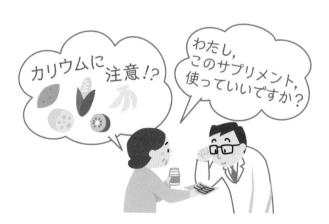

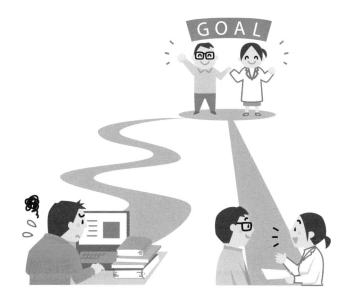

2. 食事の内容は専門家に相談しましょう

　CKDは，症状のないことも多いため，長期間にわたって
食事を調整するのは大変なことです。なるべく効率良く，
負担のかからない方法を専門家と相談して選びましょう。
CKDでは，担当医の先生と管理栄養士さんの指導にそって，
たんぱく質，カリウム，食塩，エネルギーなどのとり方を
調整します。それぞれの栄養素において，CKDの進行に合
わせた患者さんごとの適量がありますので，くれぐれも自
分で判断しないでください。本やインターネットの情報を
もとにしてもよいですが，ほかの病気を合併していること
もありますので，食事の専門家である管理栄養士さんに相

談するのが一番の早道です。

3. 減塩の工夫

　食事を調整するときにはじめやすいのは減塩です。食材はそのままで味付けを変えるだけですが，実際は自分の味覚を変えることになります。具体的な減塩の方法については，管理栄養士さんの指導にそってみてください。最初は味気なく感じると思いますが，2〜3週間で慣れてくる人が多いようです。食塩を含まない，ワサビ，カレー粉，トウガラシ，レモン，こしょうなどの調味料は制限する必要はありませんので，塩，みそ，しょうゆ以外の味覚を楽しみましょう。1日の食塩摂取量は6gが目安ですが，あまり数値にこだわらず外食が塩辛いと感じるくらいの味覚を維持しましょう。外食や冠婚葬祭などでとりすぎてしまっても，翌日とその翌日くらいに控えれば結構です。「減塩食品を購入する」「麺類のつゆは残す」「食卓でしょうゆやソースを使わない」など，長続きするような自分用のルールをつくりましょう。尿検査で自分の食塩摂取量のおおよその量を推測することも可能ですので，担当医の先生に聞いてみるとよいでしょう。

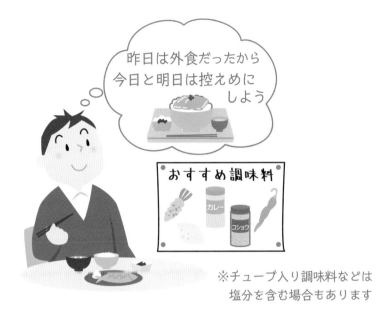

※チューブ入り調味料などは
塩分を含む場合もあります

4. 食事制限のしすぎに注意

　日本人は塩味が好きなので，減塩をすると全体の食事量
が減る人が多く，エネルギー，たんぱく質，脂質など，ほ
かの栄養素も自然に減らすことになります。数値にこだわ
る人もいますが，決められた数値を少しでも超えたら急に
悪くなってしまうわけではありません。1日15gの食塩摂
取を10gに減らすだけでも十分に意味のあることです。ま
た「食べてはいけない」と思いこむ人も多いのですが，もと
もと食の細い高齢者では，栄養不足になって体重が減って
しまう危険があります。制限すればするほど病気がよくな

るわけではないので，担当医の先生や管理栄養士さんと具
体的な食事の目標を設定して，適度にコントロールしま
しょう。

5. 運動も一緒に

　食事療法と運動療法はセットで行うと効果的です。運動
の方法や量は病気や体の状態によって変わりますので，担
当医の先生に相談してください。また，食事療法と運動療
法の効果が出た場合におくすりが変わることがありますの
で，血圧や体重を家庭で記録して，受診のときに担当医の
先生に確認してもらいましょう。

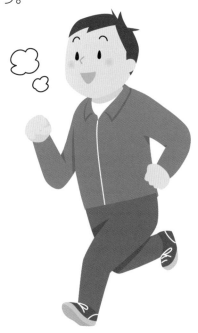

第4章

CKDと高血圧

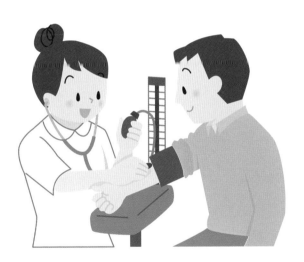

1. 高血圧を放っておいたらどうなりますか？

　高血圧を治療せずに放っておくと動脈硬化（血管が固く，細くなる病気）が進行し，脳卒中（脳梗塞，脳内出血），虚血性心疾患（狭心症，心筋梗塞など）などの病気にかかりやすくなります。また，腎臓は細い血管がたくさん集まってできている臓器なので，高血圧によって傷つきやすいことが知られています。高血圧が放置されていると徐々に腎臓の正常な構造が壊れてしまい，透析などの治療が必要になるくらい腎機能が低下するおそれがあります。糖尿病や脂質異常症（高コレステロール血症，高中性脂肪血症）もある場合には，さらに注意が必要です。

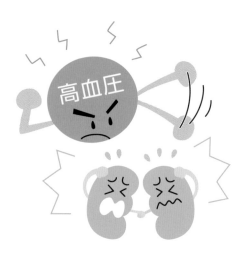

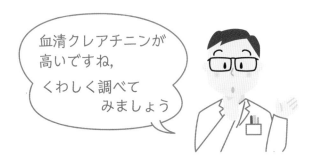

血清クレアチニンが
高いですね,
くわしく調べて
みましょう

2. たんぱく尿の出ない**CKD**,その代表の腎硬化症とはどのような病気ですか？

　「腎硬化症」とは,高血圧が長い期間続くことで腎臓の中の血管が固く,細くなり,腎機能が低下する病気です。検尿では異常がみつかったことのない高齢者で,たまたま受けた血液検査で血清クレアチニンの高値からみつかることが多いです。

　腎硬化症によるCKD患者さんの腎機能は比較的ゆっくり低下することが一般的ですが,血圧が下がりすぎたり,脱水,腎臓の血流を悪くするおくすり (鎮痛薬など) の影響を受けて急に低下することがあるため,注意が必要です。診断時には,心臓や脳など全身の動脈硬化がすでに進んでいることも多いです。

高血圧はいうまでもなく，高コレステロール血症や糖尿病など，動脈硬化を進める生活習慣病の発症や悪化を予防することがたいせつです。担当医の先生の指導にそって，しっかりと治療に取り組みましょう。

3. 血圧はどのくらいまで下げればよいですか？

　高血圧のあるCKD患者さんは，たんぱく尿が出ている場合，診察時血圧を130/80 mmHg未満（家庭血圧では125/75 mmHg未満），たんぱく尿が出ていない場合，診

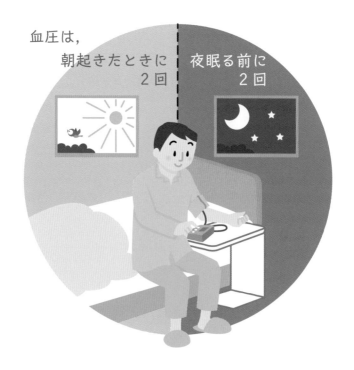

血圧は，
朝起きたときに 2回
夜眠る前に 2回

降圧目標は,
たんぱく尿が出ていない場合
140/90 mmHg 未満
たんぱく尿が出ている場合
130/80 mmHg 未満

（ひじより上で
はかります）

CKD 患者への降圧目標 (診察室・家庭血圧)

		75 歳未満		75 歳以上	
		診察室血圧	家庭血圧	診察室血圧	家庭血圧
蛋白尿 (−)	糖尿病 (−)	140/90 mmHg 未満	135/85 mmHg 未満	150/90 mmHg 未満	145/85 mmHg 未満
	糖尿病 (+)	130/80 mmHg 未満	125/75 mmHg 未満		
蛋白尿 (+)		130/80 mmHg 未満	125/75 mmHg 未満		

察時血圧を140/90 mmHg未満(家庭血圧では135/85 mmHg未満), 糖尿病の患者さんは, 診察時血圧を130/80 mmHg未満(家庭血圧では125/75 mmHg未満)を目標に下げることが, 大まかな治療の目安になります。

　患者さんによって病状はさまざまなので, 担当医の先生とよく相談して降圧目標を設定しましょう。急に腎機能が悪くなってしまう危険性が高くなるため, 血圧を過剰に下げてしまうことは避けるようにします。

ここまでは診察室血圧の目標値を示してきましたが，家庭ではかる血圧も重要で，担当医の先生が治療を考えるときにとても役立つ情報となります。できれば起床時と就寝前の2つのタイミングで，それぞれ2回ずつ自動血圧計で血圧をはかり，記録ノートに書いておいて，受診のときに持参するのが理想的です。血圧をはかる部位は上腕部（ひじより上）が適切なので，自動血圧計を購入されるときには参考にしてください。また，立ちくらみなどの症状があれば，おくすりの調整が必要になる場合がありますので，自己判断はせず担当医の先生に相談しましょう。

4. どんな降圧薬がよいのですか？

　高血圧を合併したCKD患者さんには，たんぱく尿がある場合，アンジオテンシン変換酵素（ACE）阻害薬やアンジオテンシンⅡ受容体拮抗薬（ARB）が，最初に選ばれるおくすりです。これらのおくすりは，CKDの進行をおさえ，死亡の危険性を減らす効果が報告されています。たんぱく尿がない場合は，カルシウム拮抗薬やサイアザイド系利尿薬というおくすりが選ばれることもあります。

　一方，進行したCKD（ステージG4，5）患者さんがACE阻害薬やARBを内服した場合，急激に腎臓の働きが低下したり，血液中のカリウムが増えて命にかかわるような不整

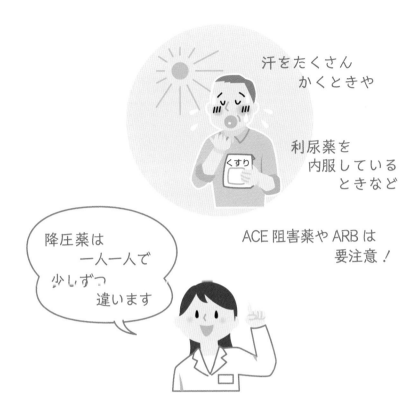

脈が起こることがあります。とくに，75 歳以上の高齢者で
進行した CKD の場合には，これらの危険性が高くなるため，
はじめからカルシウム拮抗薬が選ばれることもあります。

　また，高齢者では，夏場など脱水になりやすい時期や，
利尿薬（尿がたくさん出るようにするおくすり）を内服して
いるときに，ACE 阻害薬や ARB を一緒に内服すると，急
激に腎機能が低下するおそれがありますので注意が必要で

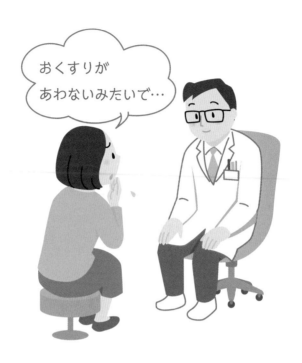

す。ただし，おくすりの使い方は，患者さん一人一人で少しずつ違いますので，担当医の先生とよく相談のうえ，決めてもらいましょう。そして，おくすりの説明をなるべくしっかりと聞いておきましょう（ご自身が飲むおくすりにはACE阻害薬やARBが含まれているのかなど）。おくすりは変更することができますので，あわないと思ったら，自分の判断でやめてしまう前に担当医の先生と相談することがたいせつです。

5. 高血圧性腎硬化症とは？

　高血圧性腎硬化症は，高血圧の状態が長く続くことが原因で起こる腎臓の病気です。高血圧の状態が長く続くことで腎臓の血管に負担がかかり，それが腎臓の細胞を傷つけてしまうことがあります。その結果，高血圧性腎硬化症を発症すると考えられています。高血圧性腎硬化症と診断されたときに，血圧が高くない場合もあります。これは，過去に高血圧を合併していたことや，加齢などが影響していると考えられます。

　高血圧性腎硬化症の診断は，病歴や身体所見に加え，血液検査や尿検査，腹部超音波検査やCT検査などの結果からされることが多いです。一般的に尿検査での血尿はなく，たんぱく尿は多くありません。進行すると腎臓は小さく縮むことが多いです。診断のために，腎生検（体の外から針を刺して腎臓の組織を採取し，調べる検査）を必要とすることもあります。

　腎臓の働きは少しずつ悪くなることが多く，自覚症状が乏しいとされています。たんぱく尿が多い場合は，腎臓の働きが早く悪くなることがあります。透析が必要となる患者さんの中でも高血圧性腎硬化症が原因の割合は年々増えています。

治療方法については，患者さんそれぞれの血圧や腎臓の状態によるので一概には言えません。血圧を下げるおくすりや生活習慣の改善が重要な治療です。かかりつけ医の先生や腎臓専門医の先生と，血圧の目標値，食事や運動について相談しましょう。治療は腎臓の働きを守ることだけでなく，合併症として起こることがある心臓病や脳卒中などを予防する目的もあります。

第5章

CKDと貧血

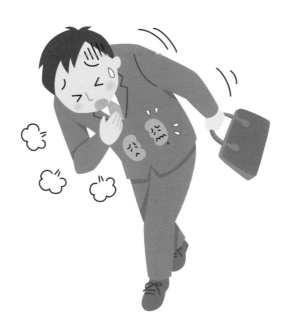

1. CKDではなぜ貧血になるのですか？

　腎臓は，赤血球をつくるために必要なエリスロポエチンというホルモンをつくっています。CKDになると十分なエリスロポエチンをつくることができなくなり，赤血球が減ってしまいます。この状態を「腎性貧血」と呼びます。赤血球は体中に酸素を届ける重要な働きをしているため，腎性貧血になると体内が酸素不足になり，動悸，息切れ，疲れやすいなどの症状が出るようになります。また，CKDや心不全の悪化にもつながると考えられています。貧血かど

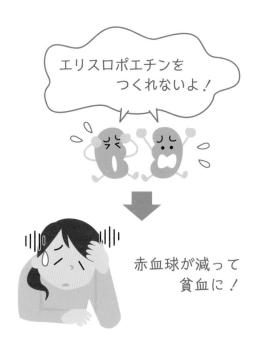

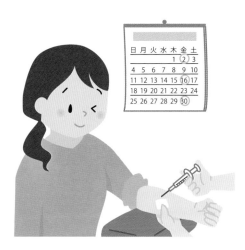

うかは，血液検査のヘモグロビン (Hb) 値でわかりますので，症状が悪化する前に適切な治療をすることがたいせつです。

　腎性貧血の治療は，不足したエリスロポエチンを注射で補うことが中心でしたが，近年では体内でエリスロポエチンの産生を促す飲みぐすりも使えるようになりました。前者は２〜４週間おきに注射する必要があるため，受診日に合わせる患者さんが多いと思います。実際に使うおくすりの量や間隔は，血液検査の結果をみながら調整します。投与開始後，まれに血圧が上がったり，頭痛やかゆみが出たりすることがありますので，そのような場合は必ず担当医の先生や看護師さんに知らせましょう。

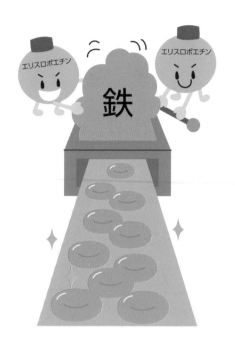

2. 腎性貧血の治療にも，鉄剤の内服は必要ですか？

　　腎性貧血の治療を行う場合に，体内の鉄が不足していれ
ば，鉄を補充する必要があります。赤血球をつくるために
はエリスロポエチンと鉄の両方が必要となります。

　　鉄が不足すると，エリスロポエチンが十分でも赤血球を
正常につくることができなくなり，貧血になります。した
がって，腎臓が原因の腎性貧血の場合にも，血液検査で鉄
の不足が認められれば，鉄を補充することによりエリスロ
ポエチンの効き目がよくなり，効率よく貧血の治療を行う
ことができます。

　また，CKD患者さんでは，びらん性胃炎などからの出血や低たんぱく食などが原因となって鉄不足になることがあります。

　鉄の補充には，内服と静脈注射の2通りの方法があります。透析をされていないCKD患者さんの場合には，内服による治療のほうが簡便で一般的です。ただ，内服だけでは鉄不足・貧血が改善しない人や，吐き気や下痢などの副作用で内服できない人に対しては，静脈注射による治療も行われます。鉄の補充を行う場合には，体の中の鉄の状態を定期的に検査し，治療効果を判定するとともに，鉄が過剰になっていないことを確認することもたいせつです。

第6章

糖尿病関連腎臓病（DKD）

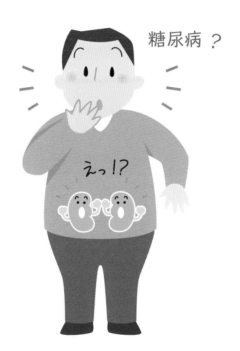

糖尿病 ？

1. 糖尿病からくるCKD＝糖尿病関連腎臓病（DKD）とは？

　糖尿病は大きく１型糖尿病と２型糖尿病に分けられます。体質（遺伝的素因）に加え食べすぎや運動不足による肥満など（環境要因）によって，膵臓から出る血糖を下げるホルモンであるインスリンの作用が足りなくなり，血糖値が上がって２型糖尿病を発症します。一方，１型糖尿病は膵臓にあるインスリンを出す細胞（β細胞）が自己免疫異常によって破壊されてしまい慢性高血糖をきたす疾患で，ライフスタイルとは無関係に発症します。日本人の糖尿病の90％が２型糖尿病であり，5％が１型糖尿病，残りの5％がその他の原因で生じる糖尿病だと考えられています。糖尿病が10年近く続くと腎臓が傷み，尿の中に普段は出てくることのないアルブミン（血液の中にあるたんぱく質の主成分）が漏れ出して，アルブミン尿（たんぱく尿の一種）となります。はじめはアルブミンの濃度がごく低く，微量アルブミン尿と呼ばれ，一般的な尿試験紙検査では（−）～（±）となるため，尿アルブミン定量という特殊な検査でよりくわしく調べます。この時期にいくつかの治療を組み合わせて行うと，微量アルブミン尿を正常なところまで減らす（なくす）ことができます。

　微量アルブミン尿の状態で数年間放置していると，漏れ出すアルブミンの量が増えて，検尿でも1＋以上になります。このレベルになると（顕性）アルブミン尿と呼ばれ，普通のたんぱく尿として検査できます。ここからはたんぱく尿が短期間に増加し，大量のアルブミンが尿の中に漏れ出すようになり，血液の中のアルブミンが不足して（低アルブミン血症）むくみが出る患者さんも出てきます（この状態をネフローゼ症候群と呼びます）。また，たんぱく尿が大量に出るこの時期には，腎機能（推定糸球体濾過量：eGFR）も低下しはじめて血清クレアチニンが高くなります。

　アルブミン尿の段階以降にまで進んだ糖尿病関連腎臓病では，たんぱく尿の増加やむくみ，血清クレアチニンの上昇がなるべく進まないようにする管理が必要となります。むくみや溜まった老廃物による症状が食事療法やおくすりで管理できなくなると，透析や腎移植など腎臓の働きを肩代わりする治療が必要となります。

註：これまで糖尿病によるCKDは，尿の中に血清アルブミンが漏れ出すタイプがほとんどでした（糖尿病性腎症）。しかし，最近になって糖尿病患者さんの中にアルブミン尿が出ない，もしくはあまり増えないCKDも多いことがわかってきました。これらをまとめて，糖尿病関連腎臓病と呼んでいます。

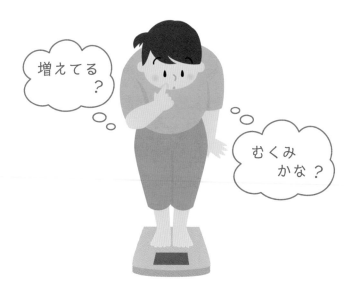

2. 糖尿病で尿中アルブミンと血清クレアチニンを測定することはなぜ重要なのですか？

　尿にアルブミンが漏れ出ている糖尿病患者さんは，そのあと，糖尿病関連腎臓病が進行して腎臓の機能が低下したり，脳卒中（脳梗塞，脳内出血）や虚血性心疾患（狭心症，心筋梗塞など）になりやすいことが知られています。したがって，尿中のアルブミン測定は糖尿病関連腎臓病をより早く診断し，さらに将来どんな糖尿病による合併症にかかりやすいのかを知るのに役立ち，治療がうまくいっているかどうかを知る指標にもなります。

　また，血清クレアチニン値は現在の腎臓の機能を知るための指標であり，糖尿病関連腎臓病の診断だけではなく，進行の程度を知る際に重要となります。

3. 糖尿病関連腎臓病の血糖マネジメントの目安はどれくらいですか？

　過去1〜2か月間の血糖値の平均を反映するHbA1c値が7.0％未満となるように血糖を管理すると，早期の糖尿病関連腎臓病の進行がおさえられることが報告されていますが，それ以降に進行した糖尿病関連腎臓病ではその効果はまだよくわかっていません。腎臓だけではなく，神経（手足のしびれなど）や目（視力低下など）の合併症の進行をおさえるためにも，HbA1c 7.0％未満を目指して血糖をマネジメントしましょう。そのために自分のHbA1cがどのくらいの値なのかを知っておくことも重要です。

　ただし，腎機能が低下した患者さんは低血糖も起こりやすいため，日頃から低血糖の症状（動悸，冷や汗など）に注意し，そのような症状が出たときには，担当医の先生にすぐに伝えることが重要です。その場合，インスリンの量やおくすりが変更になることもありますし，外出時にはブドウ糖を携帯しておくなど，低血糖へ対応できるようにすることが必要なので，担当医の先生とよく相談してください。

4. 血圧や悪玉コレステロールをしっかり管理すると糖尿病関連腎臓病の進行を遅らせることができますか？　タバコは関係がありますか？

　糖尿病の患者さんでは，高血糖だけではなく，合併する肥満，喫煙，高血圧，高コレステロール血症も，糖尿病関連腎臓病を進行させ，腎臓の働きを悪くする原因となります。そのため，適度な運動と禁煙に取り組んでいただき，食べすぎや塩分のとりすぎなど，食事に気をつけましょう。また，必要なおくすりを正しく飲み，血糖値とあわせて血圧・コレステロールの管理目標を達成して良好に保つことで，糖尿病関連腎臓病の進行を遅らせることができます。それぞれの具体的な目標値の目安と自分の達成の程度については，担当医の先生に確認してみてください。

5. 糖尿病関連腎臓病のおくすりはありますか？

　糖尿病関連腎臓病のおくすりにSGLT2阻害薬があります。もともと糖尿病のおくすりですが，腎臓を守る働きがあります。腎臓は，いったん排泄したブドウ糖を回収して体内に戻しています。SGLT2阻害薬はその働きを休ませることによって，アルブミン尿を減らし，腎機能 (GFR) の低下，透析を予防します。おくすりの効果はすぐにはわかりませ

んが，アルブミン尿や eGFR で確認できる場合もあります
ので，担当医の先生に聞いてみてください。なお，尿にブ
ドウ糖が排泄されるので尿量が増えたり，喉が渇いたりし
ます。喉が渇いたら水分をとるようにしましょう。また，
体調が悪くて食事ができないときも，たくさんの尿が出て
脱水になることがあります。その日はおくすりをお休みし
て，体調不良が続く場合は担当医の先生に相談しましょう。

　もうひとつ，非ステロイド型選択的ミネラルコルチコイ
ド受容体拮抗薬（MRA）というおくすりがあります。2 型糖
尿病関連腎臓病の治療薬として認められているおくすりも
あり，アルブミン尿を減らして，腎機能（GFR）の低下をゆ
るやかにします。また，高血圧に有効なおくすりもありま
す。いずれも副作用に高カリウム血症がありますが，外来
の血液検査で確認することができます。おくすりを飲みは
じめた場合は，担当医の先生にカリウム値を確認しても
らってください。

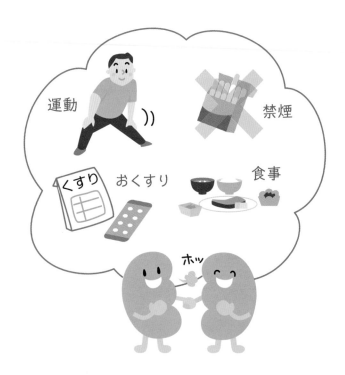

運動

禁煙

おくすり

食事

くすり

ホッ

第7章

CKDとカルシウム・リン

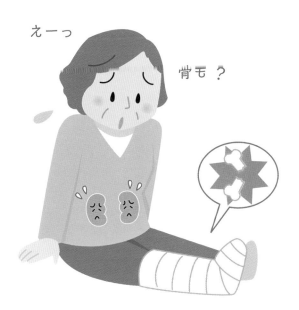

1. CKDではなぜ血中のカルシウムが低めになるのですか？

　CKDの進行した患者さんでは，しばしば血液中のカルシウム濃度が低めになります。この原因は，血中カルシウムを増やす作用があるビタミンDが働きにくくなることにあります。ビタミンDは，食事から直接摂取されるのに加え，日光に当たることにより皮膚でつくられます。ビタミンDは肝臓，ついで腎臓で活性化され，活性型ビタミンDとなります。活性型ビタミンDのもっとも重要な作用は，腸管からのカルシウム吸収をうながすことです。CKD患者さんでは，活性型ビタミンDの産生がだんだん減っていくため，低カルシウム血症が出現するのです。

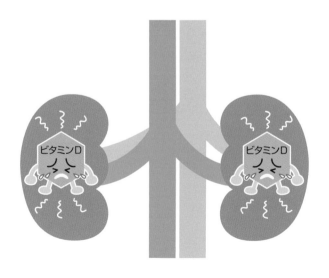

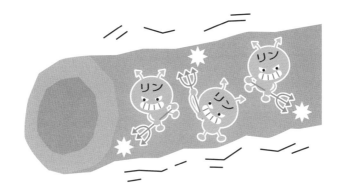

　活性型ビタミンＤの減少や低カルシウム血症は，二次性副甲状腺機能亢進症という病気の原因にもなります。二次性副甲状腺機能亢進症とは，副甲状腺という首にある甲状腺の裏側にある米粒の半分くらいの大きさの臓器の機能が亢進（ホルモンの産生が増えること）する病気です。副甲状腺から分泌される副甲状腺ホルモンは，骨の新陳代謝を調節する働きをもっています。このため，二次性副甲状腺機能亢進症が進むと骨の代謝バランスがくずれ，骨がもろくなってしまうことがあります。

　このように，活性型ビタミンＤが少ない状態が続くと，低カルシウム血症や二次性副甲状腺機能亢進症の原因となり，骨折しやすくなってしまいます。このため，ステージの進行したCKD患者さんには，しばしば活性型ビタミンＤ製剤が処方されます。ただし，活性型ビタミンＤ製剤の量が多すぎる場合や，カルシウムのサプリメントを併用した

場合は，逆に高カルシウム血症となってしまうこともあるので注意が必要です。高カルシウム血症では，腎機能がさらに悪くなったり，動脈硬化の原因になったりします。そこで，自分で喉の渇きや食欲低下，体重減少に注意し，その症状がみられたらすぐに担当医の先生に伝えましょう。また，活性型ビタミンD製剤は骨粗鬆症の治療薬として処方されることもあるので，ほかの病院で治療を受ける際には，自分がCKD患者であることを伝えて，担当医の先生と相談してもらうようにしましょう。

2. リンの管理の重要性は？

　血液検査の中でリンはあまりなじみのない検査項目ですが，CKD患者さんではなぜコントロールが重要なのでしょうか？

　リンは飲食物の中に含まれています。飲食物中のリンが腸管から体の中に吸収され，血液の中に入り，体中を巡ったあとで腎臓から体の外に出ていくのですが，CKD患者さんの場合は腎臓からの排泄が減るので，血液中のリンが増えてきます。

　血液検査でリンの値が高いCKD患者さんは，血管の壁が硬くなりやすく，また心臓や血管の病気になりやすく，寿命も短くなる可能性があるといわれています。そのため，

血中のリンの値を上げすぎないように管理することが重要です。

　リンの値が高い場合は，まず担当医の先生や管理栄養士さんの指導にそった適切な食事療法を行って，食事の中のリンを制限することがたいせつです。それでもリンの値が高い場合は，リンの値を下げるおくすり（リン吸着薬）を飲みます。リン吸着薬の種類によって，食直前や食直後など決められた飲み方がありますので，担当医の先生や薬剤師さんの説明に従って正しく内服することが重要となります。

3. 骨粗鬆症の管理はどうしたらよいですか？

　CKDの進行とともに骨がもろくなり骨折しやすくなるため，骨粗鬆症の管理は重要です。骨密度は検査で測定可能ですので，骨の丈夫さを表す指標となります。

　さまざまな骨粗鬆症のおくすり（活性型ビタミンD製剤やビスホスホネート製剤など）がありますが，ステージの進んだCKD患者さん（とくにeGFRが30 mL/分/1.73 m^{2}以下に低下した場合）に対する効果や安全性は明らかではなく，最適な治療法はまだわかっていません。骨粗鬆症のおくすりの中には，CKD患者さん特有の副作用を起こすものもあります。薬剤によっては，高カルシウム血症を起こし，重度の場合は脱水や食欲低下，腎機能悪化などを伴う

場合があります。また，これとは逆に低カルシウム血症を引き起こし，筋肉のけいれんや不整脈をきたす場合もあります。このような症状がみられたら，すぐに担当医の先生に相談するようにしましょう。

　また，一部の薬剤には，まれにあごの骨の一部が死滅して腐る副作用が生じることがあります。これを防ぐためには，普段から歯磨きをしっかり行い，おくすりを飲みはじめる前に歯科治療を済ませておくことが望ましいとされて

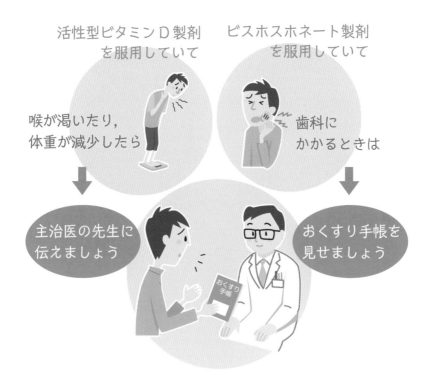

活性型ビタミンD製剤
を服用していて

ビスホスホネート製剤
を服用していて

喉が渇いたり，
体重が減少したら

歯科に
かかるときは

主治医の先生に
伝えましょう

おくすり手帳を
見せましょう

います。もし，骨粗鬆症のおくすりを飲んでいる間に歯科にかかる場合は，おくすり手帳を見せて担当医の先生と相談してもらいましょう。このように，CKD患者さんが骨粗鬆症のおくすりを内服する際はさまざまな注意事項があります。とくに，かかりつけ医の先生以外の病院で骨粗鬆症の治療を受ける場合には，より注意が必要です。その場合は，CKD患者であることを事前に伝え，担当医の先生と治療方針を相談してもらうようにしましょう。

CKDと尿酸，脂質

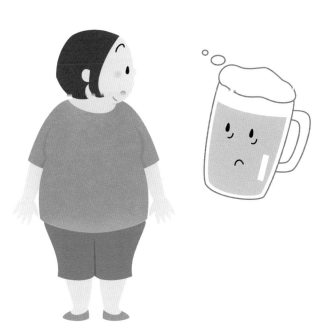

1. 尿酸はCKDを悪化させますか？

　肥満や飲酒（とくにビール）で上昇する尿酸は，腎臓から尿中に捨てられるため，腎機能が低下すると血中に溜まり，濃度が高くなります。尿酸が高いCKD患者さんは，痛風，心臓病，脳卒中を起こしやすく，CKDも悪化しやすいことが明らかにされています。尿酸が高いCKD患者さんは，担当医の先生と相談して，体重や飲酒量（とくにビール）を減らすことを心がけましょう。尿酸を下げるおくすりを内服することでCKDの悪化を予防できる可能性も報告されていますので，必要に応じておくすりを内服して，尿酸が高く

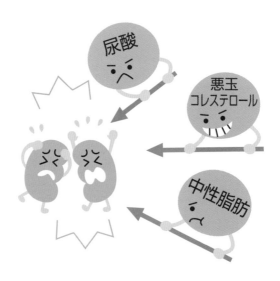

なりすぎないようにしましょう。尿酸の管理目標値は病状によって異なりますので，担当医の先生に確認しましょう。

2. コレステロールや中性脂肪は**CKD**を悪化させますか？

　コレステロール（とくに悪玉コレステロールであるLDLコレステロール）や中性脂肪が高いCKD患者さんは，心臓病や脳卒中を起こしやすく，CKDも悪化しやすいことが明らかにされています。コレステロール・中性脂肪は肥満で上昇するため，肥満のCKD患者さんは担当医の先生と相談して，食事療法や運動で体重を減らして，コレステロール・中性脂肪が高くなりすぎないようにしましょう。とくに食事療法の内容については，担当医の先生や管理栄養士さんによく説明してもらいましょう。また，コレステロールを下げるおくすり（スタチンなど）を内服することで心臓病や脳卒中を予防でき，CKDの悪化を防ぐ可能性も報告されていますので，担当医の先生の指示に従って，必要な場合にはおくすりを飲みましょう。コレステロール・中性脂肪の管理目標値は病状によって異なりますので，担当医の先生に確認しましょう。

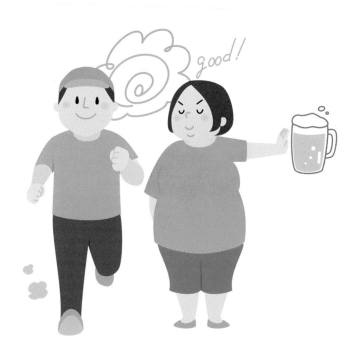

第9章

CKDと
肥満・メタボリックシンドローム

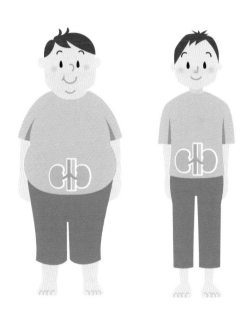

1. 肥満・メタボリックシンドロームはCKDを悪化させますか？

　肥満とは，体重と身長から計算される体格指数（BMI）が25を超えている場合をいいます（ただし，同じBMIであっても脂肪が多い場合と，筋肉が多い場合がありますので，一人一人に応じて判断します）。脂肪の中でも内臓脂肪が多い人では，血糖，血圧，コレステロール・中性脂肪などの代謝異常を併発しやすいため，メタボリックシンドローム（代謝異常症候群）と呼ばれています。肥満，とくにメタ

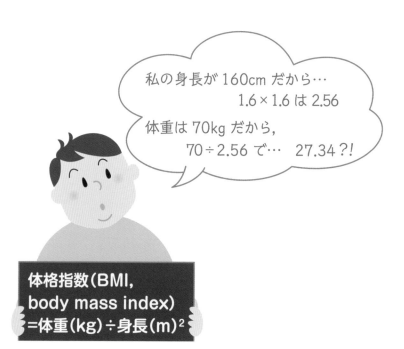

私の身長が 160cm だから…
　　　　1.6×1.6 は 2.56
体重は 70kg だから，
　　　　70÷2.56 で… 27.34 ?!

体格指数（BMI,
body mass index）
=体重（kg）÷身長（m）²

ボリックシンドロームの人は，心臓病，脳卒中になりやすいだけでなく，CKD も悪化しやすことが知られています。

　メタボリックシンドロームは，内臓脂肪が多いことに加えて，血糖，血圧，コレステロール・中性脂肪などの代謝異常が2つ以上重なる場合に診断されます。なお，内臓脂肪は，ウエスト周囲長（おへその高さで測る腹まわり）で推測でき，男性85 cm以上，女性90 cm以上の人は，内臓脂肪が多いと判定します。

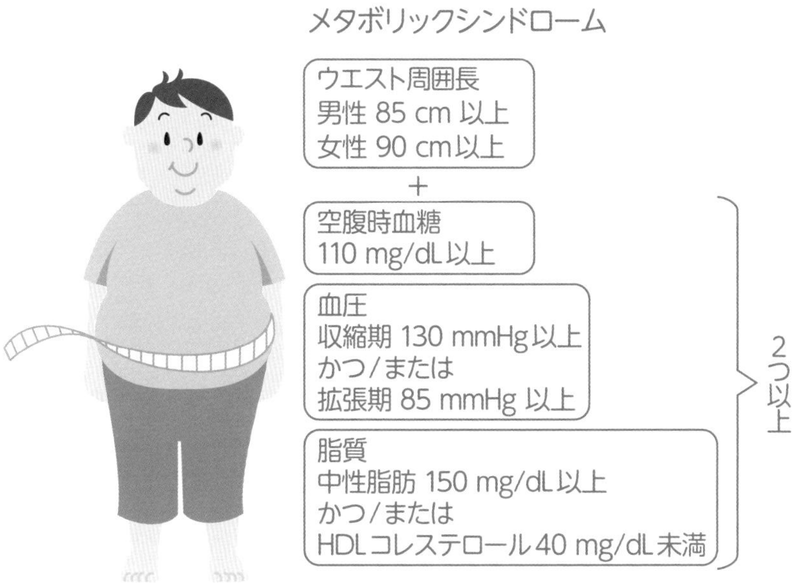

メタボリックシンドローム

ウエスト周囲長
男性 85 cm 以上
女性 90 cm以上

＋

空腹時血糖
110 mg/dL以上

血圧
収縮期 130 mmHg以上
かつ/または
拡張期 85 mmHg 以上

脂質
中性脂肪 150 mg/dL以上
かつ/または
HDLコレステロール 40 mg/dL未満

2つ以上

2. 肥満・メタボリックシンドロームを改善するにはどうしたらよいですか？

　食事療法・運動療法が基本となります。食事療法については，病状や年齢などにより患者さん一人一人異なるため，適切なエネルギー量や栄養バランスは担当医の先生と相談してください。また，適度な運動は内臓脂肪を減らすだけでなく，血糖，血圧，コレステロール・中性脂肪などの代謝異常の改善，心臓や肺の機能の強化，骨や筋肉の維持，気分の爽快感などにも効果が期待できます。運動の種類は，ウォーキングなどの有酸素運動，筋肉を鍛える筋力（レジスタンス）運動，バランス運動，体操，ストレッチなどがありますので，一人一人に合った運動を担当医の先生と相談しながら行いましょう。

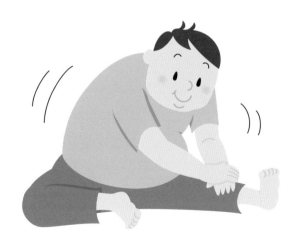

CKD とおくすり

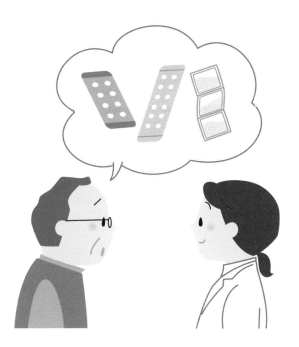

1. CKDを治療するおくすりにはどんなものがありますか？

　CKDを治すおくすりとして，尿にブドウ糖を出すSGLT2阻害薬があります。もともとは糖尿病患者さんの治療に使用されていましたが，最近，糖尿病ではない患者さんも含めたすべてのCKD患者さんに使えるようになりました。このおくすりを内服することで，腎臓の機能が悪くなるスピードをゆるやかにすることができます。また，腎臓の機能がいったん悪くなってしまうと，体に毒素や酸が溜まることで，腎臓の機能がさらに悪くなったり，いろいろな症状が出てきます。これら毒素や酸を取り除くおくすりにより，腎臓の機能が悪くなるのを防いでくれることがわかっています。しかし，これらのおくすりには飲みにくいものもあり，おくすりの種類や量も多くなりがちです。そうすると，おくすりを飲むのをやめてしまう患者さんも中にはいます。おくすりを中断すると，急に腎臓の機能が悪くなることもあります。そのため，おくすりが飲みにくかったり，数が多いと思っても自分の判断でやめたり調整したりせずに，まずは納得できるまで担当医の先生とよく相談することがたいせつです。

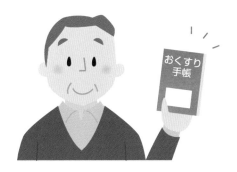

　残念ですが，かなり進行してしまったCKDの場合は（慢性腎不全といいます），腎臓の機能をもとに戻す，もしくは透析療法のかわりになるおくすりは今のところありません。そのため，早めにCKDを発見して治療を受けることが重要です。

2.　CKD に安全な痛み止め・解熱薬は？

　多くの解熱鎮痛薬（痛み止め，熱さまし）は痛みを止める作用だけではなく，腎臓の血流を悪くする可能性もあわせもっています。これが腎臓へ悪影響を及ぼすため，CKD患者さんが安全に長い間使用できる解熱鎮痛薬はありません。そのため，どの医療機関を受診する際も自分がCKD患者であることやその治療内容について担当医の先生に伝え，（ぜひ，おくすり手帳を持参してください），適切なおくすりを必要最少量使用するなどの十分な配慮をしてもらうこと

が重要となります。解熱鎮痛薬の一種であるアセトアミノフェンは腎臓への血流を低下させず，腎臓への悪影響が少ないと考えられています。このため，高齢者や進行したCKD患者さんが解熱鎮痛薬を使う際は，アセトアミノフェンがよいでしょう。ただし，アセトアミノフェンは痛みのもととなる炎症自体を和らげる作用がない（効果が限定的になる）こともわかっており，またこのおくすりをCKD患者さんに長く使用する場合の安全性にも不確かな点があるので，漫然と長く使用することは避けましょう。

3. CKDで胃潰瘍になったときは？

　胃潰瘍にはプロトンポンプ阻害薬という胃薬での治療が一般的ですが，長期間使用するとCKDの発症や進展のリスクになる可能性が指摘されています。胃潰瘍の状況によってはプロトンポンプ阻害薬のかわりにH_2受容体拮抗薬という他の種類の胃薬で治療できることがあります。自分がCKD患者であることを担当医の先生に伝えるとよいでしょう。

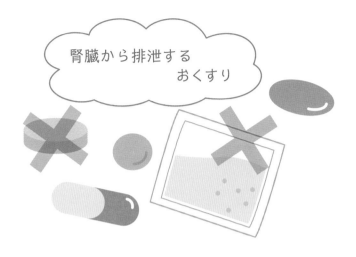

4. 飲み方に注意するおくすりにはどんなものがありますか？

　ほとんどのおくすりは，腎臓から排泄されるものと肝臓で代謝されるものの大きく2つに分けられます。腎機能の悪い人が腎臓で排泄されるおくすりを内服すると，体内からの排泄が遅くなることで血中濃度が高くなり，副作用が起こりやすくなるため，おくすりの量や内服する回数を減らす必要があります。場合によっては，おくすりの変更が必要になります。たとえば，胃薬のひとつであるH_2受容体拮抗薬，帯状疱疹（ヘルペス）に使用される抗ウイルス薬，一部の抗菌薬，血液をサラサラにする抗凝固薬など，CKD患者さんはおくすりの量に注意が必要になります。そのほか，

痛み止めや熱さましとして処方される多くの解熱鎮痛薬，抗ウイルス薬，抗菌薬の一部には，腎臓の機能を悪くする可能性があり，注意が必要となります。一部の降圧薬でも腎臓の血流を悪くするものがあり，場合によっては使用を控えたほうがよいことがあります。

　そこで，ほかの病院を受診する場合には，はじめに自分がCKD患者であることやその治療内容について担当医の先生にしっかりと伝え（ぜひ，おくすり手帳を持参してください），適切なおくすりを必要最少量使用するなどの十分な配慮をしてもらう必要があります。

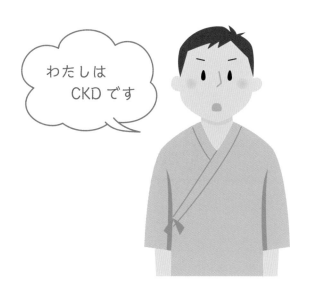

5．体調がとても悪いとき（シックデイ）の対策

鎮痛薬，糖尿病の薬，活性型ビタミン **D**，高血圧と心不全の治療薬

　高齢者や腎臓の働きが悪いCKD患者さんは，急に腎臓の働きが悪くなること（急性腎障害といいます）が起こりやすいです。そして，急に腎臓の働きが悪くなる原因がおくすりによる場合が少なくありません。とくに，体調が悪いときにはその危険が高くなりますので，速やかにかかりつけの医療機関を受診してください。

　腎臓病患者さんのシックデイとは，発熱，嘔吐や下痢が続く，水分や食事が十分にとれないなどの症状があるときです。とくに，38度以上の高熱が続くとき，下痢や嘔吐などで食事がまったくとれないときには早めにかかりつけの医療機関を受診するようにしてください。

　シックデイには内服を控えたほうがよいおくすりがあります。ロキソプロフェンナトリウム（ロキソニン®）などの痛み止めの多くは，腎臓の働きを悪くする危険があるのですが，とくにシックデイにはその危険が高くなります。痛み止めの中では，アセトアミノフェン（カロナール®）というおくすりは急に腎臓を悪くすることはありません。そのため，シックデイの痛み止めにはアセトアミノフェンを内

服し，その他の痛み止めはできるだけ内服しないようにしてください。アセトアミノフェンは熱を下げる作用もありますので，シックデイの解熱薬(熱を下げる薬)はアセトアミノフェンにしてください。

糖尿病のおくすりの中でビグアナイド(メトグルコ®)とSGLT2阻害薬という尿にブドウ糖を出すおくすりは，シックデイに休薬するよう決められています。SGLT2阻害薬はCKDの治療のために処方されている場合もあります。シックデイにはこれらのおくすりは休薬してください。ビグアナイド(メトグルコ®)やSGLT2阻害薬は，他の糖尿病のおくすりと混ぜた合剤になっている場合もありますので，担当医の先生や薬剤師さんにシックデイでの対応を相談しておくようにしましょう。

骨粗鬆症などの治療に活性型ビタミンDという薬が処方されている場合があります。このおくすりはシックデイには血中カルシウム値が高くなりすぎるなどして急に腎臓が悪くなる場合があります。シックデイに活性型ビタミンDは内服しないようにしましょう。

尿にナトリウムを捨てる利尿薬や血圧のおくすりの中でRA系阻害薬という種類のおくすりは，シックデイには脱水症が悪化したり，血圧が下がりすぎるなどして，急に腎臓を悪くする場合があります。また，心不全の治療を目的と

してSGLT2阻害薬が処方されている場合もあります。これらは休薬すると心不全が悪化したり，心臓病の危険を高める可能性があります。利尿薬，RA系阻害薬，心不全の治療を目的としたSGLT2阻害薬は，シックデイであっても自己判断で休薬せずかかりつけの医療機関を受診して内服を一時的に休薬すべきかを決めてもらうようにしてください。

6. 造影剤を使用する画像検査には要注意

　造影剤とは，画像検査を行うときに，病気に関してよりくわしい情報を得るために使用される検査薬のことです。

1) ヨード造影剤

　ヨード造影剤は，CT検査や血管造影検査で用いられ，注射器やカテーテルを通じて血管内に注入されます。投与直後に体が熱くなる感じがありますが，一時的な症状でしばらくするとなくなります。ヨード造影剤の重要な副作用のひとつはアレルギー反応です。そのため，以前に造影検査でアレルギーを起こした人，ぜんそくをもっている人は，検査の前にそのことを担当医の先生に伝えましょう。さらに，もうひとつの重要な副作用は急激な腎機能の低下で，造影剤腎症と呼ばれます。CKD患者さんや高齢者，また脱水，糖尿病，うっ血性心不全，腎機能低下の副作用があるおくすりを内服している人は，造影剤腎症を起こしやすい

のでとくに注意が必要です。造影剤腎症は自然軽快することもありますが，CKD患者さんでは腎機能をさらに低下させることもあります。特別な治療法はなく，発症の予防が重要となります。そこで，造影剤を使用する画像検査が必要となった場合には，ご自身がCKD患者であることを担当医の先生にしっかりと伝え，できるだけ造影剤使用は避けてもらいましょう。どうしても必要な場合には，造影剤腎症の予防のために時間をかけて点滴をしてもらいます。

2) ガドリニウム造影剤

ガドリニウム造影剤はMRI検査で用いられ，これも血管内に注入されます。進行したCKD患者さんや透析患者さんにガドリニウム造影剤を投与した場合は，腎性全身性線維症という，全身の皮膚が固くなり痛みを伴う病気を起こすことがあります。そのため，以下のような腎臓に問題のある人へは，原則としてガドリニウム造影剤を使用しないようにします。

・維持透析 (長く透析を受けている人)
・糸球体濾過量 (GFR) が30 mL / 分 / 1.73 m^{2}未満の慢性腎不全
・急性腎不全

そこで，ガドリニウム造影剤を使用するMRI検査が必要となった場合には，自分がCKD患者であること，もしくは

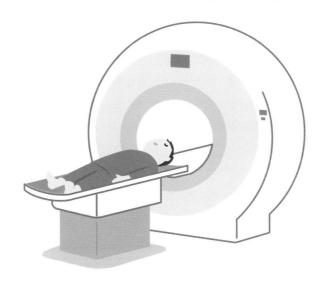

透析を行っていることを担当医の先生にしっかりと伝え，不適切なガドリニウム造影剤の使用は避けてもらいましょう。

3) 造影剤検査を受けるときに

　ヨード造影剤による造影剤腎症，ガドリニウム造影剤による腎性全身性線維症を起こさないためには，造影剤を使用する画像検査が必要となったときに，自分がCKD患者であることを担当医の先生に伝え，必要に応じてかかりつけ医の先生と連絡をとってもらい，造影剤検査が可能か確認してもらうことがたいせつです。

～ **CKD**の新しいおくすり**SGLT2**阻害薬について～

　腎臓に働きかけて，余分なブドウ糖を尿と一緒に体から出して血糖値を下げるおくすりです。塩分も少し尿の中に排泄されますので，血圧も少し下がります。

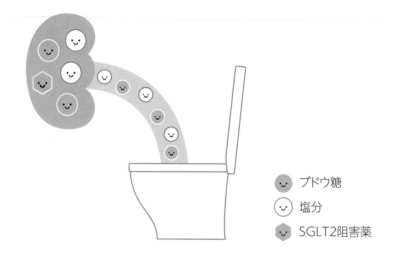

　ブドウ糖

　塩分

　SGLT2阻害薬

- 2型糖尿病の人には，血糖を下げる働きがあります。
- 慢性心不全の人には，体の余分な水分を減らし，心臓から全身に血液を送り出しやすくします。
- 慢性腎不全の人には，腎臓にかかる負担を少なくし，腎臓を保護します。

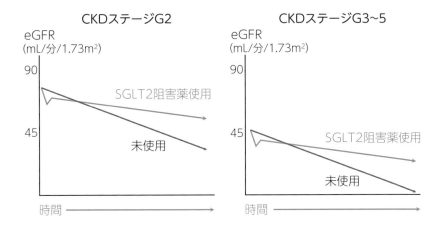

CKDステージG2
eGFR
(mL/分/1.73m²)
90
45
SGLT2阻害薬使用
未使用
時間

CKDステージG3～5
eGFR
(mL/分/1.73m²)
90
45
SGLT2阻害薬使用
未使用
時間

● 一過性に腎機能を表す検査値 eGFR（推算糸球体濾過量）の低下や血清クレアチニン値を上昇させますが，一時的な変化ですので，腎機能の悪化を示すものではありません。定期的な検査を通じて，腎機能の推移を見守ることがたいせつです！

● 脱水や全身倦怠感，口渇，ふらつき，食欲の減退，排尿時の痛みや残尿感がみられたら，すぐに担当医の先生にご相談ください。

*糖尿病関連腎臓病（第6章）とCKDとおくすり（第10章）をあわせて参照してください。

第11章

CKD と妊娠

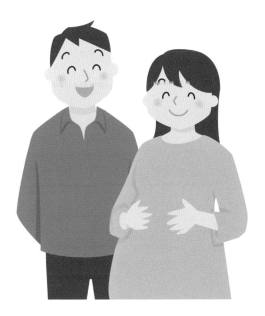

1. CKDと妊娠の関係

　　CKDのない健康な妊婦さんでも，妊娠，出産は腎臓に大きな負担がかかります。妊娠中に高血圧やたんぱく尿が出現すると妊娠高血圧症候群という状態になり，お腹の赤ちゃんの成長が遅くなること，お母さんの腎臓や肝臓の機能が低下すること，さらにけいれんが起きることがあります。CKD患者さんはそれらのリスクが高くなることが知られています。加えて，腎機能が低下している場合や尿たんぱくがたくさん出ている場合は，妊娠中や出産後に腎機能がさらに低下することがあります。

　　また，CKD治療のためのおくすりには，妊娠の前に，も

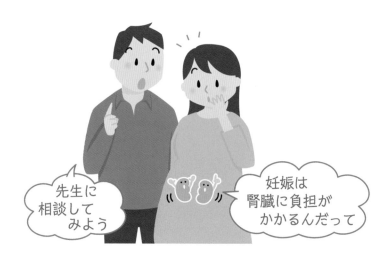

先生に
相談して
みよう

妊娠は
腎臓に負担が
かかるんだって

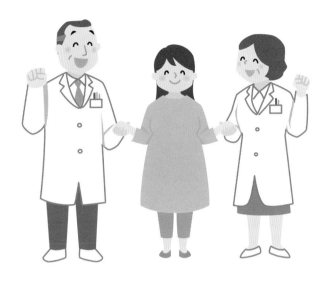

しくは妊娠がわかったら中止すべきおくすりがあります。
妊娠を希望する場合は，妊娠をする前に内科の担当医の先
生とよく相談しましょう。計画していなかった妊娠の場合
でも，妊娠がわかったときは，早めに内科の担当医の先生
に連絡してください。もちろん，産婦人科の担当医の先生
にもCKDで通院中であることを最初に伝えましょう。妊娠
中は合併症に備えるため，内科医と産婦人科医との連携が
重要となりますので，両方の先生の指示に従ってください。

2. 妊娠中の血圧管理は？

　降圧薬を飲んでいる場合は，内科の担当医の先生に妊娠の希望を伝え，変更すべきおくすりがあるか確認しましょう。また，おもに妊娠中期以降，お腹の赤ちゃんに悪い影響を及ぼすおくすり（アンジオテンシン変換酵素阻害薬やアンジオテンシンⅡ受容体拮抗薬など）があるので，妊娠の希望がある場合は，あらかじめ現在の内服を継続するかどうかを内科の担当医の先生とご相談ください。また，妊娠がわかった場合は，早めに内科の担当医の先生に相談してください。

　妊娠中に血圧が高くなると，妊娠高血圧症候群という状態になり，お腹の赤ちゃんの成長が遅くなること，お母さんの腎臓や肝臓の機能が低下すること，さらにけいれんが起きることがあります。CKD患者さんはそれらのリスクが高いので，家庭でも血圧を測定し，経過を内科と産婦人科の担当医の先生に報告しましょう。妊娠中の血圧の目標は140〜160 / 80〜110 mmHgとされていますが，病状に応じて，それ以下を目標とする場合があります。食事や生活習慣に関しても，両方の担当医の先生とよく相談しましょう。

第12章

小児のCKD

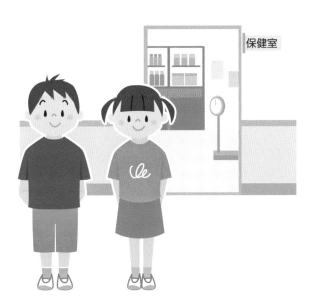

保健室

1. 小児CKDの原因や管理目標

　成人CKDの原因は糖尿病が最多です。一方，小児の CKDでは，生まれつき腎臓の構造に異常があって働きが弱い「低形成腎・異形成腎」などを含めた「先天性腎尿路異常」が最多です。

　小児CKDの重症度は，成人同様に腎臓の働きを示す GFRによって5段階に分類しますが，成人にあるたんぱく尿や合併する病気（糖尿病，高血圧など）の評価項目はありません（第1章を参照）。

　小児CKDの管理目標は，生命や腎機能の予後を改善させることはもちろん，CKDの合併症が子どもの心身の成長に及ぼす悪影響を防ぐことです。

　CKDの多くは病状が長く続くため，発達過程である子どもがCKDと診断された場合は，CKDと付き合いながら大人に成長する必要があります。小児CKDは，病状により定期的な通院，自宅での内服，入院での検査・治療を要し，病状や治療は子どもにとってストレスになるかもしれません。しかしその一方で，食事・運動など日常生活や社会活動に対して，長期的に厳しい制限を要することはむしろ少ないといえます。

　子どもの将来を見据えて前向きに治療に望める病気であ

るため，病状と子どもの生活スタイルに応じた管理を担当
医の先生と相談し，CKD をもつ子どもが病気を乗り越え，
その子らしく成長することをめざします。

　本章は小児 CKD 患者さんの保護者の方々を対象に作成い
たしました。学童児向けには，CKD を含めた腎臓病の理解
を目的とした教材である「おしっこ（尿）と腎臓の不思議」が
日本腎臓病協会のウェブページで参照できます。

2. 検尿で異常が出たら？

　小児の腎臓病を早期に発見する手段のひとつとして，法
制度に基づく 3 歳時検尿，学校検尿のシステムがあります。
実際に，小児 CKD のひとつである慢性腎炎の多くは，学校
検尿で発見され，適切な治療や管理を受けることで腎不全

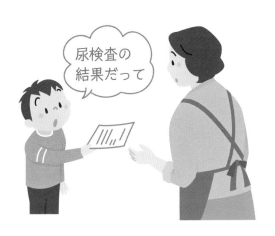

への進行が食い止められています。検尿で異常が指摘された場合は，小児CKDがかくれている可能性があるため，放置せずに病院を受診するようにしましょう。なお，検尿で異常を指摘されても重度の腎臓病であることは少ないため，過度な心配はせずに受診しましょう。

3.　食事の注意は？

　小児CKDと診断された場合でも，食事の制限は基本的に不要です。食事制限のないことが，腎臓の働きに悪影響を及ぼす証拠はなく，また子どもの成長にとって栄養は必要不可欠であるためです。しかし，制限がないといっても，適量で栄養バランスのよい食事を心がける必要はあります。現代の一般的な食生活においては，嗜好にまかせて食べると，カロリーや塩分が過剰となる可能性があり，肥満や高血圧は腎臓の働きに悪影響を及ぼすためです。

　小児CKD患者さんの病状によっては，食事療法が必要なこともあります。たとえば，腎機能が著しく低下している場合は，リンなどの栄養素の制限が必要です。高血圧やむくみがある場合は，食塩の制限が必要です。一方で，塩分が尿にたくさん漏れ出るため，不足しないよう食塩の補充を必要とする病状もあります。腎臓病の治療にステロイド薬を使用する期間では，肥満を防ぐために食べすぎに注意

が必要です。これらの場合でも，子どもの成長を妨げない栄養が必要であり，病状と年齢や好みにあわせたメニューを担当医の先生や管理栄養士さんと相談しましょう。

4. 運動の制限は必要ですか？

　小児CKD患者さんに運動制限は基本的に不要です。成長発達のためには，むしろ適度な運動（目安は本人が苦しくない程度）が勧められます。古くから日本では，「腎臓病に対しては安静が必要」とされてきました。しかし，運動制限による小児CKDの腎機能の低下をおさえる効果は明らかではなく，運動不足は肥満や体力低下など，健康に悪影響を及ぼす可能性があります。小児CKD患者さんの病状によっては，

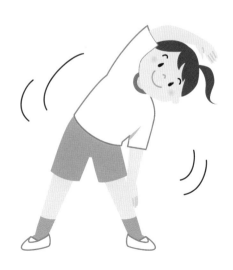

運動制限が必要な場合がありますが，これらはコントロールが不良な高血圧，腎機能が急激に低下している場合などです。また，中には脱水になりやすい病状があり，その場合は運動時に注意が必要です。患者さんが希望する運動内容を担当医の先生に伝えて相談しましょう。

5. 血圧の管理は？

高血圧は小児CKD患者さんでもよくみられる合併症です。高血圧は腎機能の低下や心臓・血管にダメージをきたすことが知られています。そのため，高血圧がみられる場合には，年齢や体格ごとの血圧の基準値を参考に，担当医の先生とよく相談し，患者さんに応じた生活指導やおくすりによる治療を受けてください。

6. 小児CKDの成長障害に治療はありますか？

成長障害（身長が伸びない）は，成長過程にある子どもにとって重大な合併症です。身長が適正に伸びているかどうかは本人，家族にはわかりにくいため，身長を定期的に測定・評価することがたいせつです。成長障害はCKDに伴うさまざまな異常で起こりますが，CKDの影響で成長ホルモンが十分に働かない状態も関与しています。成長ホルモン療法が保険で認められているので，担当医の先生に相談し

てください。

7. 腎不全が進んだら？

　腎不全が進むと透析療法や腎移植が必要となります。小児の場合は，成長や発達などを考えると，透析療法より腎移植が望ましい治療法です。そのため，透析をせずに腎移植を最初から行う（先行的腎移植）のも治療法のひとつです。一方，なにがなんでも先行的腎移植ではなく，本人の状態やご家族の状況を考慮して，まず透析をしておいて，しばらくたってから腎移植を行う場合も多くあります。いずれにしても，腎不全が進んだら（CKD ステージ 4 の段階），担

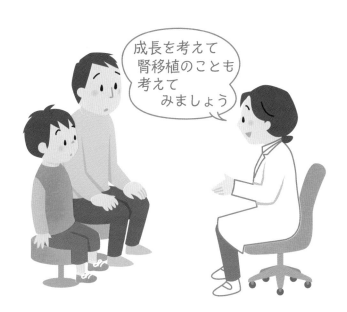

当医の先生と相談し，必要に応じて透析療法と腎移植の両方の治療が行える専門の施設へ早めに紹介してもらうことがたいせつです。

第13章

高齢者のCKD

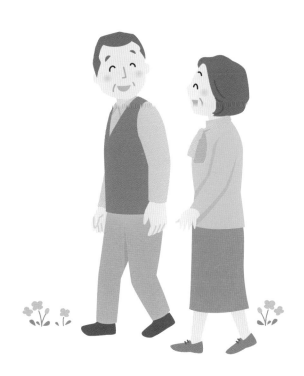

1. 適度な食事と運動は？

　75歳以上の高齢のCKD患者さんでも，一般成人のCKD患者さんと同じように，腎機能の低下を遅らせる可能性があるため，たんぱく質・塩分をとりすぎないようにします。もちろん，制限するほどよいというわけではなく，制限のしすぎはむしろよくありません。きちんとエネルギーがとれている人に限ります。塩分制限によって食事量が減少し，栄養状態が悪くなる危険性もありますので，どの程度の食事療法を行ったほうがよいのか，担当医の先生と管理栄養士さんとよく相談してください。運動はしたほうがよいですが，栄養状態が悪いまま行うと，むしろ骨折や脳卒中の危険性が上がることがあるので，はじめる前に担当医の先生と相談してください。

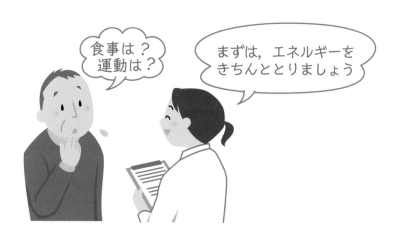

食事は？
運動は？

まずは，エネルギーを
きちんととりましょう

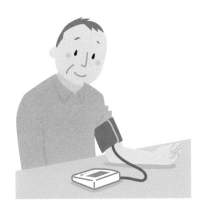

2.　血圧管理はどうすればよいですか？

　高血圧を伴う 76 歳以上の CKD 患者さんでは，診察室血圧で150/90 mmHg 未満が大まかな治療の目安になります。立ちくらみ，めまい，ふらつきといった症状がなければ，脳卒中などを予防するために，もう少し低めの140/90 mmHg 未満に下げることが望ましいとされています。高齢の患者さんの場合は，血圧の変動が大きいことから，できれば家庭血圧を測定して，その結果を担当医の先生にも確認してもらったうえで，血圧を管理しましょう。そのためにも，正しい測定方法の指導を受けましょう。血圧を下げすぎると，脳，心臓，腎臓などへの血流が低下してしまうおそれがあるので，立ちくらみやめまい，体がだるいなどの症状がある場合には，自己判断でおくすりをやめる前に担当医の先生に相談しましょう。

3. 血糖管理はどうすればよいですか？

　高齢の糖尿病患者さんでは低血糖になる危険性が高く，さらに低血糖は老年症候群（高齢者に特有の病気で，認知症，筋肉量低下，転倒，骨折，虚弱からなります）を進行させてしまうことになります。高齢の糖尿病患者さんがCKDを合併した場合には，さらに低血糖の危険性が高くなるので，だいたいHbA1c 7.0〜8.0%を目安に血糖をゆるやかに管理します。ただ，血糖管理の目標値は患者さんごとに少しずつ違っているので，自分の目標HbA1c値がどのくらいなのか，担当医の先生とよく相談してください。

4. とくに注意するおくすりは？

　高齢者は一般的におくすりの吸収や効き具合，逆に分解

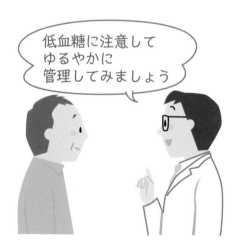

低血糖に注意して
ゆるやかに
管理してみましょう

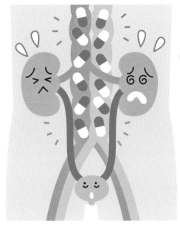

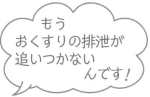

もう
おくすりの排泄が
追いつかない
んです！

して排泄する能力も（若い人と比べて）変化しています。さらに，CKD患者さんでは腎機能が低下しているので，腎臓から排泄されるようなおくすりは血中濃度が上昇してしまいます。そのため，おくすりの効果が強く出たり，副作用が出やすくなります。とくに，高齢者に処方される頻度が高い活性型ビタミンD製剤（骨粗鬆症のおくすり）や鎮痛薬（痛み止めや熱さまし），一部の降圧薬や糖尿病のおくすり，そして新しくCKD治療薬として処方されるようになったSGLT2阻害薬などには注意が必要となります。サプリメント，健康食品にも注意してください。別の病院で新しいおくすりをもらう前に，CKDで通院中であることを伝え，また新しいおくすりをもらったときには，担当医の先生に知らせることが重要です。そのためには，おくすり手帳がと

ても役に立ちます。サプリメントや健康食品についても，購入する前に担当医の先生に相談しましょう。

5. 腎不全が進んだら？

　高齢のCKD患者さんでも，腎不全が進行して透析が必要となった場合に，血液透析や腹膜透析を行うことで元気に長生きできる可能性があります。治療方法を選ぶときには，担当医の先生や腎臓病の専門スタッフと相談し，合併症や社会的状況などを総合的に判断して，自分だけでなく家族とも話し合って決めるようにします。また，十分な説明を受けてよく考えた結果，透析療法を行わないという選択もあり，その場合でも今まで通りのおくすりによる治療を続け，必要に応じて苦しさをやわらげる治療（緩和治療）も受けることができます。

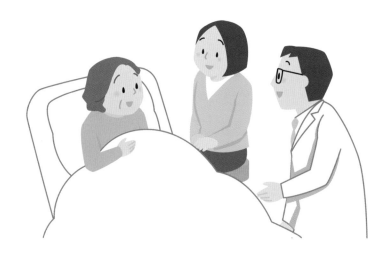

第14章

透析と腎移植

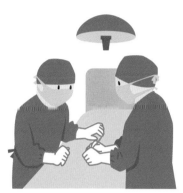

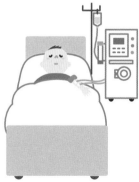

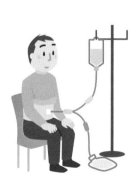

1. 透析や腎移植の準備はいつ頃からはじめるので しょうか？

一般に，成人ではCKDステージG4（eGFRが30 mL/分/1.73 m²未満）になったら，透析や腎移植のための準備をはじめます。また，小児ではCKDステージ3（eGFR 59〜30 mL/分/1.73 m²）の段階で透析や腎移植ができる専門の施設へ紹介してもらうことが重要です。なぜなら，余裕をもって準備することでCKDに伴うさまざまな合併症に対応ができ，さらに腎機能の低下するスピードがゆるやかになることで，実際に透析や腎移植を開始するタイミングを先に延ばせる可能性があるからです。また，3つの治療方法（血液透析，腹膜透析，腎移植）について十分な説明を受けることができ，自分にあった治療法を選択できるだけでなく，その治療法に応じた適切な準備期間（治療法によって長短があります）を確保することもできます。担当医の先生から透析や腎移植に関する説明がありましたら，嫌がらずに前向きに耳を傾け，自分にあった最適の治療法を選択し，専門の病院を受診するなど積極的に準備に取り組みましょう。

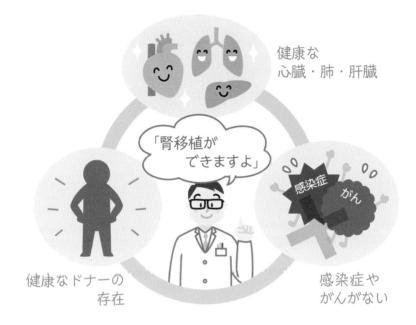

健康な
心臓・肺・肝臓

「腎移植が
できますよ」

感染症

がん

健康なドナーの
存在

感染症や
がんがない

2. どのような場合に腎移植が選択できるのでしょ うか？

　進行したCKDの患者さんで，腎臓以外の体の状態が良好 なら，腎移植ができる可能性があります。具体的には，全 身麻酔の手術に耐えられる心臓・肺の機能があり，全身の 感染症・肝臓の病気・がんなどがないか，それらの治療が 済んでいる場合です。年齢の上限はありませんが，一般的 に70歳以上ではより慎重な対応となります。亡くなった方 から腎臓を提供していただく献腎移植が本来あるべきかた ちです。献腎移植であれば，健康な体にメスを入れる必要

がありません。しかし，日本では臓器提供が少なく，待機年数が長いため，健康な親族（夫婦間を含む）から腎臓を提供してもらう生体腎移植が多く行われています。血液型が異なっていても，生体腎移植は可能です。献腎移植を希望する場合は，成人でeGFRが15 mL/分/1.73 m^{2}未満，小児では20 mL/分/1.73 m^{2}未満になれば日本臓器移植ネットワークに登録ができます。生体腎移植を受ける場合も，腎移植の準備には数か月以上の期間がかかるため，成人ではCKDステージG4，小児ではCKDステージ3に達したら（または透析の準備の説明があったら），腎移植ができるかどうか，担当医の先生にぜひ相談してみてください。必要に応じて専門の病院を紹介してもらい，腎移植ができるかどうか，そちらでくわしく検討することもあります。

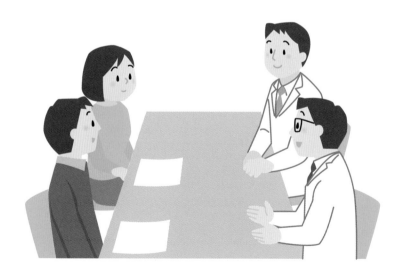

第15章

CKDの原因になる特殊な腎疾患

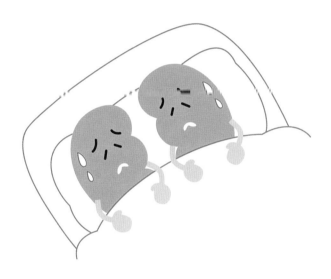

1. IgA腎症とは？

　何も症状がないのに，尿の検査でたんぱく尿や血尿がみられる病気でもっとも多いのが慢性腎炎です。その中でもっとも多いのがIgA腎症で，成人では30％以上，小児でも20％以上を占めていると考えられています。患者さんは20〜30歳台の人が多いといわれていますが，子どもや中年以降の年齢の人も少なくありません。血液中に存在するIgAというたんぱくが，何らかの原因で腎臓に溜まってくるために起こると考えられています。診断には腎生検（体の外から針を刺して腎臓の組織を採取し，調べる検査）が必要ですが，どのような検査かは担当医の先生にくわしく聞いてみてください。IgA腎症は，早期に診断して治療すれば症状や検査異常が消失（寛解）する可能性もありますが，診断や治療が遅れると腎臓の機能が悪くなり，透析療法が必要になることもあります。尿検査を積極的に受けて，早期の診断・治療に結びつけましょう。

　なお，IgA腎症と診断された人は，国の指定難病として治療費の補助を受けられる場合があります。難病申請をまだ行っていない場合，もしくはわからない場合には，担当医の先生に相談してください。

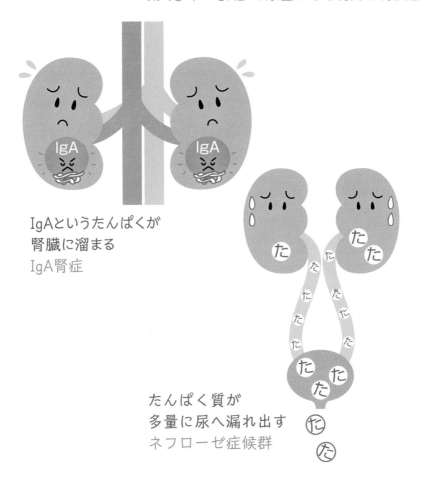

IgAというたんぱくが
腎臓に溜まる
IgA腎症

たんぱく質が
多量に尿へ漏れ出す
ネフローゼ症候群

2. ネフローゼ症候群とは？

　ネフローゼ症候群は，腎臓の異常により，本来は尿に漏れない血液中のたんぱく質が多量に尿に漏れ出す病気です。そのために低たんぱく血症となり，ひいては手足や全身のむくみが出たり，コレステロール値が異常に高くなります。

ネフローゼ症候群の原因となる病気にはさまざまなものがありますが，それぞれ治療の効き方，腎機能が将来的に悪化する程度や合併症などが違うため，可能な限り腎生検（体の外から針を刺して腎臓の組織を採取し，調べる検査）をして腎臓の状況を評価し，ネフローゼ症候群の原因を診断することが望ましいです。ただし，腎生検には出血などのリスクもあるので，担当医の先生から検査の必要性と危険性について十分な説明を受けてから，腎生検をするのか決めるようにしてください。

　治療としては，塩分の制限や利尿薬などのむくみをおさえる治療に加えて，積極的な治療（たんぱく尿を減らしたり，腎機能を保つための治療）が必要な場合には，原因疾患に応じて，ステロイドホルモンや免疫をおさえるおくすり（免疫抑制薬）が使用されます。また，ネフローゼ症候群の患者さんは血液が固まりやすくなり，体や足の太い血管，腎臓から出る血管などに血栓（血の塊）ができやすくなるため，血液をサラサラにして固まりにくくするおくすり（ワルファリンやヘパリンなど）を使用することがあります。

　なお，ネフローゼ症候群と診断された人は，国の指定難病として治療費の補助が受けられる場合があります。難病申請をまだ行っていない場合，もしくはわからない場合には，担当医の先生に相談してください。

3.　多発性嚢胞腎（**PKD**）とは？

　多発性嚢胞腎（PKD）は両方の腎臓に数多くの液体が溜まった袋（嚢胞）ができ，はじめは小さな袋ですが，年をとるにつれてだんだんと大きくなってくる病気です。嚢胞の増大とともに腎臓の機能が低下し，60歳までに約半数の患者さんが末期腎不全のために透析が必要になります。腎臓以外に肝臓にも嚢胞ができ，さらに高血圧など多くの症状が起こる遺伝性の病気です。そのため，PKD患者さんの血縁関係には，しばしば腎不全や脳卒中の人がいます。脳動脈瘤を合併することがあり，とくにご家族の中にくも膜下出血や脳動脈瘤と診断されている人がいる場合には，担当医の先生と相談して，必要な場合には脳MRIという特殊な検査を受けましょう。

　PKDの進行をおさえるためには，塩分のとりすぎに注意し，血圧の管理をしっかりとする必要があります。さらに，進行をおさえるおくすりであるトルバプタンは20歳以上で使用できる可能性がありますので，担当医の先生と相談してください。

　なお，PKDと診断された人は，国の指定難病として治療費の補助が受けられる場合があります。難病申請をまだ行っていない場合，もしくはわからない場合には，担当医

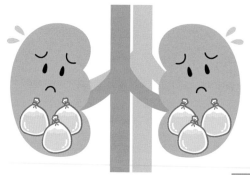

両方の腎臓に
液体の溜まった
袋(嚢胞)ができる
多発性嚢胞腎(PKD)

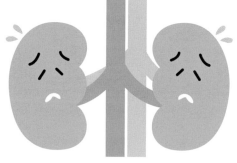

炎症で腎臓の細い血管が壊されて，急に腎臓の働きが低下する
急速進行性糸球体腎炎(RPGN)

の先生に相談してください。

4. 急速進行性糸球体腎炎 (**RPGN**) とは？

　急速進行性糸球体腎炎 (RPGN) とは，数週から数か月の
経過で急に腎臓の働きが低下し (血清クレアチニン値の上
昇)，腎不全にいたる難病のひとつです。多くの場合，尿
検査で血尿とたんぱく尿の両方がみられます。原因はさま

ざまですが，炎症により腎臓の糸球体を含む細い血管がひどく壊されるために起こります。多くの患者さんで抗好中球細胞質抗体（ANCA：白血球の一種である好中球の細胞質にある酵素に対する抗体のこと），抗糸球体基底膜（GBM）抗体もしくは抗核抗体などの特殊な検査が陽性となり，しばしばCRP値（血液検査で炎症の程度を表します）の上昇，貧血，肺の異常（咳，血痰，呼吸困難など）がみられます。血液検査でANCAが陽性となるANCA関連腎炎では，腎臓だけに異常がみられることもありますが，腎臓以外にも，全身の血管に炎症を生じ，関節の痛み，紫色のあざ，結膜の充血，手足のしびれなどを合併することがあります。これらの症状の種類や程度は患者さんごとに大きく異なり，自覚症状がなく健康診断の検尿で偶然みつかったり，発熱やだるさだけしか症状のない軽症の人から，呼吸困難や四肢の麻痺といった重症な人まで，さまざまです。高齢者に多くみられるのもこの病気の特徴です。

　おくすりによる治療としては，ステロイドホルモンのほか，免疫をおさえるおくすり（免疫抑制薬，代表的なおくすりとして，シクロホスファミド，アザチオプリン，アバコパンなど）や新しく開発された生物学的製剤（いわゆるバイオ）のひとつであるリツキシマブなどの飲みぐすりや点滴するおくすりを組み合わせて使用します。ステロイドホ

ルモンのみを単独で使うこともあります。一方，腎不全が高度な人や肺からの出血を伴っている人には，体内の血液成分である血漿（けっしょう）を入れかえる特殊な治療（血漿交換療法といいます）が有効なことがあります。

　これらの治療を早く適切に行えば，腎臓の働きがもとに戻ることもありますが，発見や治療が遅れると，末期腎不全のために透析が必要になったり，場合によっては命にかかわることもあります。ANCA関連腎炎では，最初の治療をしばらく続けたあとも，ぶり返さないように長期にわたっておくすりを続ける必要があります（維持療法といいます）。いずれのおくすりもさまざまな副作用が知られていますので，高齢者やすでに透析を受けている人ではおくすりの副作用を考慮して治療を控えることもあります。一方，治療にある程度反応しても，腎機能が正常には戻らず，CKDとして長期にわたる通院治療が必要になることも多くあります。いずれの場合も，病気の状態や治療法について，担当医の先生から説明をよく聞いてください。

　なお，RPGNと診断された人は，国の指定難病として治療費の補助が受けられる場合があります。難病申請をまだ行っていない場合，もしくはわからない場合には，担当医の先生に相談してください。

CKD診療ガイドライン改訂委員会

委員長・副委員長

委員長	丸山 彰一	名古屋大学医学系研究科腎臓内科学
副委員長	神田 英一郎	川崎医科大学医学部
副委員長	久米 真司	滋賀医科大学糖尿病内分泌・腎臓内科

リーダー（五十音順）

猪阪 善隆	大阪大学大学院医学系研究科腎臓内科学
石倉 健司	北里大学医学部小児科学
臼井 丈一	筑波大学医学医療系臨床医学域腎臓内科学
内田 啓子	眞仁会横須賀クリニック
岡田 浩一	埼玉医科大学腎臓内科
今田 恒夫	山形大学医学部公衆衛生学・衛生学講座
斎藤 知栄	筑波大学医学医療系臨床医学域腎臓内科学
鈴木 仁	順天堂大学医学部附属浦安病院腎・高血圧内科
田中 哲洋	東北大学腎・膠原病・内分泌内科
坪井 直毅	藤田医科大学医学部腎臓内科学
中川 直樹	旭川医科大学内科学講座循環器・腎臓内科学分野
西尾 妙織	北海道大学病院 リウマチ・腎臓内科
深水 圭	久留米大学医学部内科学講座腎臓内科部門
本田 浩一	昭和大学医学部内科学講座腎臓内科学部門
升谷 耕介	福岡大学医学部腎臓・膠原病内科学
横山 啓太郎	慈恵医大晴海トリトンクリニック
和田 淳	岡山大学大学院医歯薬学総合研究科腎・免疫・内分泌代謝内科学
和田 隆志	金沢大学事務局
和田 健彦	虎の門病院腎センター内科

サブリーダー（五十音順）

淺沼 克彦	千葉大学大学院医学研究院腎臓内科
旭 浩一	岩手医科大学医学部内科学講座腎・高血圧内科分野
阿部 雅紀	日本大学医学部内科学系腎臓高血圧内分泌内科学分野
石本 卓嗣	愛知医科大学腎臓・リウマチ膠原病内科
川浪 大治	福岡大学医学部内分泌・糖尿病内科学
駒場 大峰	東海大学医学部腎内分泌代謝内科学
佐田 憲映	高知大学医学部臨床疫学講座
祖父江 理	香川大学医学部循環器・腎臓・脳卒中内科学
仲谷 慎也	大阪公立大学大学院医学研究科代謝内分泌病態内科学
中司 敦子	岡山大学病院腎臓・糖尿病・内分泌内科
日比野 聡	あいち小児保健医療総合センター腎臓科
藤井 秀毅	神戸大学大学院医学研究科腎臓内科学/腎・血液浄化センター
星野 純一	東京女子医科大学腎臓内科
細島 康宏	新潟大学大学院医歯学総合研究科病態栄養学講座
前嶋 明人	埼玉医科大学総合医療センター腎・高血圧内科

丸山 之雄 　東京慈恵会医科大学腎臓・高血圧内科
森山 能仁 　東京医科大学腎臓内科学分野
安田 日出夫 　浜松医科大学第一内科
安田 宜成 　名古屋大学医学系研究科腎臓内科学
山本 　卓 　新潟大学腎・膠原病内科学

事務局
小杉 智規 　名古屋大学医学系研究科腎臓内科学

資金源と利益相反
　本ガイドの改訂は「エビデンスに基づくCKD診療ガイドライン2023」と「CKD診療ガイド2024」を作成した同じメンバーで行った。会議はすべてWeb上で行われ，作業にかかる費用の支出はない。また，すべての改訂委員に報酬は支払われていない。本ガイドの利益相反についてはWebサイト（QRコード）に示す。本ガイドの内容に関連する学会自体が持つ組織COIは表に示す。
利益相反（COI）開示（2021 〜 2023 年）

表　ガイドの内容に関連する学会自体が持つ組織COI

年	第3者組織・団体の名称	内訳	提供額（年）	対象となる事業活動
2021	田辺三菱製薬株式会社	寄附金	300万円	啓発事業
2022	田辺三菱製薬株式会社	寄附金	250万円	啓発事業

患者さんとご家族のためのCKD療養ガイド2024

定　価　1,320 円（本体 1,200 円＋税 10％）
※消費税率変更の場合，上記定価は税率の差額分変更になります。

発　行　2024 年 7 月 10 日　第 1 刷発行

編　集　一般社団法人 日本腎臓学会

発行者　株式会社 東京医学社
　　　　代表取締役 佐藤 志穂
　　　　〒 101- 0051　東京都千代田区神田神保町 2-40-5
　　　　編集部　TEL 03-3237-9114　販売部　TEL 03-3265-3551
　　　　URL：https://www.tokyo-igakusha.co.jp　E-mail：info@tokyo-igakusha.co.jp

イラスト　株式会社オセロ 赤川

印刷・製本　三報社印刷 株式会社

本書に掲載する著作物の複製権・翻訳権・上映権・譲渡権・公衆送信権（送信可能化権を含む）
は（株）東京医学社が保有します。

ISBN 978-4-88563-747-6

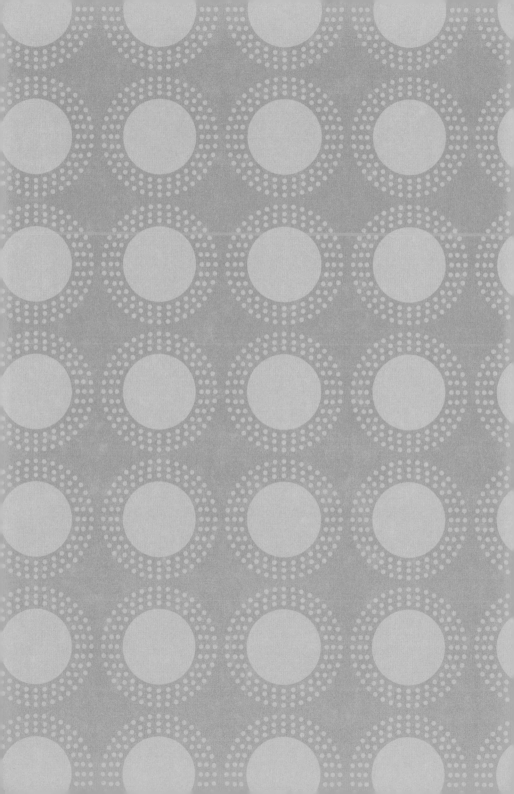